임상연구윤리용어해설집

임상연구윤리용어해설집

2022년 10월 15일 1판 1쇄 인쇄
2022년 10월 25일 1판 1쇄 발행

지은이 | 이선주 · 김진석 · 최병인 · 최현일
펴낸이 | 김진환
펴낸곳 | 학지사메디컬 HAKJISA MEDICAL
04031 서울특별시 마포구 양화로 15길 20 마인드월드빌딩
대표전화_ 02-330-5188　　팩스_ 02-326-0338
등　록 | 2010년 2월 8일 제313-2010-36호
메　일 | hakjisamd@hakjisamd.co.kr
홈페이지 | http://www.hakjisamd.co.kr

ISBN 978-89-6069-180-3 93510

가　격 | 23,000원

KAIRB 연구윤리총서

04

임상연구윤리용어 해설집

이선주 · 김진석 · 최병인 · 최현일 공저

학지사메디컬
HAKJISA MEDICAL

저자 소개

이선주 경희대학교병원 비뇨의학과 교수

김진석 연세의대 세브란스병원 혈액내과 교수

최병인 가톨릭대학교 생명대학원 교수

최현일 효산의료재단 샘병원 의학원장

서문

임상연구윤리용어해설집이 책으로 나온 것은 이번이 처음이지만, 이미 대한기관윤리심의기구협의회(KAIRB)에서는 2014년 12월 콘텐츠 개발 분과위원회(위원장: 김봉석)에서 「IRB 관련자를 위한 IRB용어집」을 만들어, KAIRB 홈페이지에 게시하여, 지금까지도 많은 분들이 유용하게 사용하고 있었습니다.

이번에 발간된 「임상연구윤리용어해설집」의 가장 큰 특징은 지금까지 임상연구에서 사용하는 용어를 생명윤리 및 안전에 관한 법을 근거로 하여 KAIRB의 관점에서 정의한 것입니다. 예를 들어, 'Respect for person'은 인간존중, 인격존중, 'Conflict of interest'는 이해상충, 이해충돌 등 의미의 차이가 있는 우리말을 인간존중, 이해상충으로 정해, 사용하기로 결정했다는 점입니다.

내가 그의 이름을 불러주기 전에는
그는 다만
하나의 몸짓에 지나지 않았다

내가 그의 이름을 불러 주었을 때
그는 나에게로 와서
꽃이 되었다

- 김춘수 시인의 꽃

서문

의미를 인식하지 못한 상태에서는 꽃은 다만 하나의 몸짓에 지나지 않았지만, 그 의미를 인식할 때, 의미 있는 존재가 되었습니다. 즉, 이름을 불러주는 행위는 의미를 인식하기 위한 행위이며, 다른 의미와 구별하는 행위입니다. 마찬가지로 우리가 단어를 정확하게 정의하고, 이를 사용하는 것은 모든 소통의 기본이 되는 행위이며 나아가 개념의 정립과 학문의 발전을 위해 꼭 필요한 단계라고 생각합니다.

이 용어집은 지루한 작업을 마다하지 않고 단어 하나하나의 의미를 정의해주신 김진석 교수님, 최병인 교수님 마지막으로 최현일 원장님의 협업이 없었더라면 불가능했음을 강조하고 싶습니다. 그리고 정리와 교정 작업을 도와주신 경희의료원 강수진 선생님, 학지사메디컬 김효정 선생님께도 감사드립니다.

2022. 9. 15

공동저자 대표 **이선주**

목차

목차

목차

목차

목차

목차

목차

목차

목차

목차

목차

목차

목차

1등급 의료기기

Class I device

- 잠재적 위해성이 거의 없는 의료기기 · 인체에 직접 접촉되지 아니하거나 접촉하더라도 잠재적 위험성이 거의 없고, 고장이나 이상으로 인하여 인체에 미치는 영향이 경미한 의료기기.

* 의료기기법 제3조(2021. 8. 17. 법률 제18446호)

* 의료기기법 시행규칙 [별표1] 의료기기의 등급분류 및 지정에 관한 기준과 절차(2022. 1. 21. 총리령 제1786호)

1상 임상시험

Phase 1 study

- 임상시험용의약품을 최초로 사람에게 투여하는 단계(임상약리시험 등).
- 내약성 평가, 약동학과 약력학 정의/서술, 약물대사와 상호작용 조사, 치료효과 추정을 목적으로 하는 임상 약리시험 등이며, 용량-내약성 임상시험, 단독과 반복 투여에 따른 약동학/약력학 임상시험, 약물 상호작용 임상시험 등이 해당됨.

* 의약품 등의 안전에 관한 규칙 [별표4] 의약품 임상시험 관리기준 제2호(가)목(2020. 10. 14. 총리령 제1650호)

* 의약품 임상시험 계획 승인에 관한 규정 제2조7호(2021. 2. 25. 식품의약품안전처 고시 제2021-12호)

2등급 의료기기

Class II device

잠재적 위해성이 낮은 의료기기 · 사용 중 고장이나 이상으로 인한 인체에 대한 위험성은 있으나 생명의 위험 또는 중대한 기능 장애에 직면할 가능성이 적어 잠재적 위험성이 낮은 의료기기.

* 의료기기법 제3조(2021. 8. 17. 법률 제18446호)

* 의료기기법 시행규칙 [별표1] 의료기기의 등급분류 및 지정에 관한 기준과 절차(2022. 1. 21. 총리령 제1786호)

2상 임상시험

Phase 2 study

환자군에서 치료적 유효성을 탐색하여 가능한 용량과 투여기간 설정을 위한 다양한 정보수집이 목적(치료적 탐색 임상시험 등).

목표 적응증에 대한 탐구, 후속 시험을 위한 용량 추정, 치료확증 시험을 위한 시험설계, 평가 항목, 평가 방법에 대한 근거 제공을 목적으로 하는 치료적 탐색 임상시험 등이며, 대리 약리학적 평가 또는 임상적 평가 방법을 사용하여 잘 정의된 소수의 환자에서의 비교적 단기간에 걸친 초기 임상시험, 용량-반응 탐색 임상시험 등이 해당됨.

* 의약품 등의 안전에 관한 규칙 [별표4] 의약품 임상시험 관리기준 제2호(가)목(2020. 10. 14. 총리령 제1650호)

* 의약품 임상시험 계획 승인에 관한 규정 제2조8호(2021. 2. 25. 식품의약품안전처 고시 제2021-12호)

3등급 의료기기

Class III device

중증도의 잠재적 위해성을 가진 의료기기 · 인체 내에 일정기간 삽입되어 사용되거나 잠재적 위험성이 높은 의료기기.

* 의료기기법 제3조(2021. 8. 17. 법률 제18446호)
* 의료기기법 시행규칙 [별표1] 의료기기의 등급분류 및 지정에 관한 기준과 절차(2022. 1. 21. 총리령 제1786호)

3상 임상시험

Phase 3 study

의약품의 안전성과 유효성을 확증하기 위한 임상시험(치료적 확증 임상시험 등).

유효성 입증/확증, 안전성 자료 확립, 임상적용을 위한 이익과 위험의 상대 평가 근거 제공, 용량과 반응에 대한 관계 확립을 목적으로 하는 치료적 확증 임상시험 등이며, 유효성 확립을 위한 적절하고 잘 통제된 임상시험, 무작위 배정에 의한 용량-반응 임상시험, 안전성 임상시험, 이환율/사망률을 위한 임상시험, 비교적 간단한 대규모 임상시험, 대조군을 이용한 비교 임상시험 등이 해당됨.

* 의약품 등의 안전에 관한 규칙 [별표4] 의약품 임상시험 관리기준 제2호(가)목(2020. 10. 14. 총리령 제1650호)
* 의약품 임상시험 계획 승인에 관한 규정 제2조9호(2021. 2. 25. 식품의약품안전처 고시 제2021-12호)

4등급 의료기기

Class IV device

고도의 위해성을 가진 의료기기 · 인체 내에 영구적으로 이식되는 의료기기로 심장, 중추신경계, 중앙혈관계 등에 직접 접촉되어 사용되는 의료기기. 동물의 조직 또는 추출물을 이용하거나 안전성 등의 검증을 위한 정보가 불충분한 원재료를 사용한 의료기기.

* 의료기기법 제3조(2021. 8. 17. 법률 제18446호)
* 의료기기법 시행규칙 [별표1] 의료기기의 등급분류 및 지정에 관한 기준과 절차(2022. 1. 21. 총리령 제1786호)

4상 임상시험

Phase 4 study

품목허가 후 허가사항의 범위에서 수행하는 임상시험(치료적 사용 임상시험 등).

* 의약품 등의 안전에 관한 규칙 [별표4] 의약품 임상시험 관리기준 제2호(가)목(2020. 10. 14. 총리령 제1650호)

CIOMS(국제의학기구협회) 역학연구 가이드라인

CIOMS international ethical guidelines for epidemiological studies, CIOMS guidelines

역학조사 과정에서 제기되는 윤리적 문제를 식별하고 대응하기 위해 역학조사를 후원, 검토 또는 참여하는 역학자에게 윤리적 지침을 제공하고 지식을 생산하기 위해 만든 가이드라인.

* Global Health Network

FDA 규제 제품

FDA regulated product

- 미국식품의약국(FDA)에서 규제하는 의약품, 화장품, 식품, 의료기기 등.

IRB 위원

IRB members

- IRB (institutional review board) 심의 위원회 구성원으로 위촉되어 IRB 구성원으로서 임상연구계획서 등을 심의하는 사람.

IRB 위원장

IRB chair, IRB chairman, Chairperson

- IRB 위원회 회의에서 호선되며, 회의를 주관하고 위원장의 역할을 담당하는 사람.
- 기관의 IRB위원장을 IRB chairman, IRB내 각 panel의 장을 chairperson으로 구분하는 곳도 있음.

IRB 행정간사

IRB administrator

IRB 위원회 운영에 대한 지원과 그 밖의 교육, 규정 등의 사항에 관한 업무를 담당하는 자.

IRB 행정책임자

Chief IRB administrator

행정간사들 중 책임자.

IRB 확인서

IRB acknowledgement letter

IRB 심의 후 결과, 결정사항, 지적사항 등을 연구자와 의뢰자 등 관련자에게 전달하는 양식.

가명

Psuedonym

생명윤리 및 안전에 관한 법률에서는 '익명화'의 개념 속에 가명화와 익명화를 모두 포함하고 있음. 반면에 '개인정보보호법' 및 '보건의료 데이터 활용 가이드라인(이하 가이드라인)'에는 가명과 익명의 개념을 구분하여 사용하고 있음. 또한 새로 나온 가이드라인에는 연구자는 정보처리자가 될 수 없으며, 별도로 정보처리자를 둘 것을 명시하고 있음. 가명정보와 익명정보의 가장 큰 차이는 원정보로 복구 가능성 여부임. 가명정보는 정보처리자(연구자가 아님)가 추가정보(가명정보 생성 시 생성된 정보로서 별도로 보관하여야 함. 예: matching table이나 특정 algorithm)를 이용하여 원정보를 복구하는 것이 기술적으로 가능함(연구자는 당연히 이러한 복구나 역추적 작업을 해서는 안 됨).

가명정보

Pseudonymized information

성명, 주민등록번호 및 영상 등을 통하여 개인을 알아볼 수 있는 정보 또는 해당 정보만으로는 특정 개인을 알아볼 수 없더라도 다른 정보와 쉽게 결합하여 알아볼 수 있는 정보를 가명처리함으로써 원래의 상태로 복원하기 위한 추가 정보의 사용 · 결합 없이는 특정 개인을 알아볼 수 없는 정보.

* 개인정보보호법 제2조제1항(다)목(2020. 2. 4. 법률 제16930호)

가명처리

Pseudonymization

개인정보의 일부를 삭제하거나 일부 또는 전부를 대체하는 등의 방법으로 추가 정보 없이는 특정 개인을 알아볼 수 없도록 처리하는 것.

* 개인정보보호법 제2조제1의2항(2020. 2. 4. 법률 제16930호)

가짜 수술적 중재

Sham surgical intervention

수술을 이용한 임상시험에서 무치료군.

각서

Memorandum

상대편에게 법률행위 혹은 약속을 지킬 것을 간단히 작성한 양식(아직 정식으로 서명되지 않은 것).

간접 자원

Indirect resources

기관 자체를 통해 또는 자체 기관에서 얻은 자원(돈, 기반 시설, 인력 또는 현물 기부 등).

감정

Appraisal

심사

물건의 상태나 사실관계를 조사, 확인하여 그 선악, 진위, 적부 등을 판정하는 과정.

감정 증인

Expert witness

전문가 증인

전문적 학식경험에 속하는 법칙 또는 이를 구체적 사실에 적용하여 얻은 판단을 법원에 보고하는 자. 예를 들어, 사체를 해부하여 사인을 감정한다던가, 필적을 조사하여 감정하는 자.

강압

Coercion

강요

폭력, 보복 또는 기타 위협적인 행동에 대한 명시적 또는 묵시적 위협을 사용하여 자신의 의사에 반하는 행동을 하도록 강요하는 것.

개인식별 의료정보

Individually identifiable health information

특정 개인과 연결될 수 있는 건강 정보이거나, 이러한 정보로부터 특정 개인을 확인하는 것이 가능한 경우.

개인식별정보

Identifiable information

연구대상자와 배아 · 난자 · 정자 또는 인체유래물의 기증자(이하 '연구대상자등')의 성명 · 주민등록번호 등 개인을 식별할 수 있는 정보.

* 생명윤리 및 안전에 관한 법률 제2조제17호(2020. 12. 29. 법률 제17783호)

개인정보

Personal information

| 개인식별정보, 유전정보 또는 건강에 관한 정보 등 개인에 관한 정보.

| 살아 있는 개인에 관한 정보로써 성명, 주민등록번호 및 영상 등을 통하여 개인을 알아볼 수 있는 정보, 해당 정보만으로는 특정 개인을 알아볼 수 없더라도 다른 정보와 쉽게 결합하여 알아볼 수 있는 정보. 이 경우 쉽게 결합할 수 있는지 여부는 다른 정보의 입수 가능성 등 개인을 알아보는 데 소요되는 시간, 비용, 기술 등을 합리적으로 고려하여야 하며, 가명 처리함으로써 원래의 상태로 복원하기 위한 추가 정보의 사용 · 결합 없이는 특정 개인을 알아볼 수 없는 정보를 말함.

* 생명윤리 및 안전에 관한 법률 제2조제18호(2020. 12. 29. 법률 제17783호)
* 개인정보 보호법 제2조1호(2020. 2. 4. 법률 제16930호)

건강

Human health

| 세계보건기구(WHO)는 건강을 단순히 질병이나 허약함이 없는 상태가 아니라 신체적 · 정신적 · 사회적으로 완전한 안녕 상태로 정의함.

검증

Verification

입증

- 검토, 조사, 검증, 점검행위 또는 물품, 과정, 서비스, 문서 등이 특정한 요청에 맞는지 살펴보고 문서화하는 것. 한 명제의 진위를 판별하는 과정, 특히 어떤 가설로부터 유도되는 결론을 사실의 관찰, 실험의 결과와 비교하여 그 가설의 진위를 밝히는 일.

검체

Sample

- 인체 또는 동물로부터 수집하거나 채취한 조직 · 세포 · 혈액 · 체액 · 소변 · 분변 등과 이들로부터 분리된 혈청, 혈장, 염색체, DNA (deoxyribonucleic acid), RNA (ribonucleic acid), 단백질 등.
- 검사나 분석 또는 보관을 위해 시험계 또는 임상시험대상자로부터 얻어진 것(비임상시험관리기준).

* 체외진단의료기기법 제2조제2호(2019. 4. 30. 법률 제16433호)

* 비임상시험관리기준 제3조제21호(2018. 11. 21. 식품의약품안전처 고시 제2018-93호)

계보 발단자

Proband

발단자, 표지자

정신적 · 신체적 질환을 가진 또는 그와 같은 질환으로 되는 경향을 가진 최초의 사람으로, 유전학 및 유전적 연구의 좋은 재료가 됨.

계획서순응군 분석

Per protocol analysis

계획서순응군 분석은 계획서를 따른 군만 분석하는 것. 즉, 탈락군을 배제하고 분석하는 방법. 만약 새로운 임상시험용약물을 기존의 약물과 비교하는 임상시험에서 새로운 임상시험용약물의 약물부작용 때문에 탈락한 사람들을 빼고 분석한다면 결과의 편향이 있음.

고위험

High risk

연구 위험의 특성이나 발생 가능성의 빈도에 대한 불확실성 때문에 연구대상자에게 예상되는 심각한 위해.

공개 임상시험

Open label trial, Open label study

개방형 임상시험

의료 제공자(연구자)와 환자(연구대상자) 모두가 제공되는 약물 또는 치료에 대해 알고 있는 연구. 눈가림(맹검)시험의 반대 개념.

공개 정보

Publicly available information

식별 가능한 정보를 포함하거나 포함하지 않을 수 있고 사용 또는 배포에 제한이 없거나 특정 법적 조건에 따라 공개될 수 있는 기존에 저장된 모든 문서 자료, 기록 또는 출판물.

공동연구

Collaborative research

연구자, 기관, 조직 및 커뮤니티의 협력을 포함하는 연구로, 각각은 프로젝트에 고유한 전문 지식을 제공하고 존중하는 관계가 특징.

공인된 제삼자

Authorized third party

특정 연구 프로젝트에 참여하거나 계속 참여하는 데 동의할 능력이 없는 예비(연구 대상) 참가자를 대신하여 결정을 내리는 데 필요한 법적 권한을 가진 사람. 다른 정책/지침에서는 '공인된 제삼자 의사결정자'라고도 함.

공정한

Equitable

연구에 따르는 이익이나 부담이 인종이나 빈부의 차이 없이 공정하게 분배되어 연구대상자를 선정하였음을 의미.

공중보건

Public health

질병을 예방하고 건강을 증진하며 전체 인구의 수명을 연장하기 위한 모든 조직적 조치(공공적이든 사적이든). 이러한 활동은 개별 환자나 질병이 아닌 전체 인구에 집중할 수 있는 조건을 제공하는 것을 목표로 함.

환경위생의 개선, 전염병의 예방, 개인위생의 원리에 기초를 둔 위생교육, 질병의 조기진단과 예방적 치료를 위한 의료 및 간호 업무의 조직화를 통해 질병을 예방하고, 생명을 연장하며, 건강과 인간적 능률의 증진을 꾀하는 과학과 기술.

* WHO

공중보건당국

Public health authority

정부기관으로부터 권한 부여 또는 계약에 따라 행동하는 개인 또는 단체, 해당 공공기관의 직원 또는 대리인, 계약자 또는 권한을 부여한 개인 또는 단체를 포함하여 공식 위임의 일부로 공중보건 문제를 담당하는 기관.

공청회

Public hearing

의회나 행정기관이 사회 일반에 영향력이 큰 안건이나 정책을 결정하기 전에, 해당 분야의 학식이나 경험이 풍부한 전문가 또는 이해당사자들을 참석케 하여 그들의 의견을 듣는 공개회의.

과거 대조군

Historical control subject

대조군이 없는 임상연구 결과를 연구자가 분석할 때 과거에 치료를 받고 비교군으로 사용된 개인. 대조군 또는 비교군을 사용하면 연구자가 새로운 치료법의 효과를 보다 정확하게 판단하는 데 도움이 됨.

과실

Negligence

태만

과실이란 고의와 함께 책임요건의 하나로, 범죄사실의 발생을 행위자의 부주의에 의하여 인식하지 못한 것.

관련 규정

Applicable regulatory requirement

임상시험의 실시에 관련된 약사법령 및 고시 등을 말함.

* 의약품 등의 안전에 관한 규칙 [별표4] 의약품 임상시험 관리기준 제2호(두)목 (2020. 10. 14. 총리령 제1650호)

관찰연구

Observational study

연구대상자가 치료군이나 처치군에 속하지 않고 관찰만 하는 연구.

교차 설계

Crossover design

교차시험 디자인을 통한 임상연구는 환자 자신이 치료군도 되고 비교군/대조군도 되기 때문에 환자간변이(between-patient variation)를 줄일 수 있고 실제 모집된 연구대상자를 거의 절반으로 줄일 수 있다는 장점이 있음.

국제의약품규제조화위원회

International conference on harmonisation of technical requirements for registration of pharmaceuticals for human use (ICH)

유럽, 일본 규제당국과 제약 업계의 전문가가 함께 모여 신약개발 및 개발된 의약품의 승인 시 의약품의 품질, 안정성, 효능을 시험하는 통일된 기준을 마련하기 위해 시작된 회의로, 임상시험에 관한 국제적인 규정 중 하나.

국제의학기구협회

Council for international organizations of medical sciences (CIOMS)

WHO 산하기구로 사람을 대상으로 하는 생명의학 연구에 대한 국제윤리 가이드라인을 제안함. 헬싱키 선언에 따라 사람을 대상으로 하는 생명의학연구 수행의 지침이 되는 윤리적 원칙을 특히 개발도상국 같은 특수한 상황에서 효과적으로 적용할 수 있게 하기 위함임.

권한 부여

Authorization

특정 자원(데이터, 프로그램, 시스템)에 접근하는 것을 허가하는 권한.

귀무가설

Null hypothesis

영가설

통계학에서 처음부터 버릴 것을 예상하는 가설. 차이가 없거나 의미 있는 차이가 없는 경우의 가설이며 이것이 맞거나 맞지 않다는 통계학적 증거를 통해 증명하려는 가설.

규정

Regulation

입법권을 부여(위임)한 사람이나 단체가 만든 법. 규정은 위임된 입법의 특정 유형을 나타낼 뿐만 아니라 모든 형태의 위임된 입법을 일반적으로 지칭하는 데 모두 사용.

규제기관

Regulatory authorities

- 규제할 수 있는 권한이 있는 기관. ICH-GCP (international council for harmonisation-guideline for good clinical practice) 가이드라인에서 규제 당국이라는 표현에는 제출된 임상 데이터를 검토하는 당국과 검사를 수행하는 당국이 포함됨. 이러한 기관을 권한 있는 당국이라고 함.

규제준수 감독관

Regulatory compliance officer (RCO), Institutional official, Institutional officer (IO)

임상시험 및 대상자보호프로그램 운영책임자

- 각 기관에서 HRPP (human research protection program)에 대한 책임과 의무를 가지고 있는 관리자로 기관의 장이 임명함.
- 임상시험실시기관의 장이 대상자보호프로그램의 전반적인 업무를 위임하여 지정한 자로서 임상시험에 참여하는 대상자의 안전과 권리보호, 복지 향상을 책임지는 자를 말하며, 시험대상자 보호부서 운영을 총괄함.

* 임상시험 및 대상자보호프로그램(HRPP) 운영 가이드라인(민원인 안내서) 식품의약품안전처 의약품안전국 임상제도과, 2014.03., 1p

근거문서

Source document

병원기록, 의무기록, 대상자기록, 메모, 병리검사결과, 대상자일기, 평가점검표, 약국의 의약품 불출 기록, 자동화 검사기기에 기록된 자료, 검사인증서 및 그 공식 사본, 마이크로피시(microfiches), 마이크로필름, 방사선학적 검사자료, 자기테이프, 약국기록자료, 병리검사실 기록자료 등과 같이 근거자료를 담고 있는 모든 문서(전자문서를 포함) · 자료 및 기록.

병원기록, 의무기록, 피험자기록, 메모, 병리검사결과, 피험자일기, 평가점검표, 의료기기 불출 기록, 자동화 검사기기에 기록된 자료, 검사인증서 및 그 공식 사본, 마이크로피시(microfiches: 책의 각 페이지를 축소 촬영한 시트 필름), 마이크로필름, 방사선학적 검사자료, 자기테이프, 병리검사실 기록자료 등과 같이 근거자료를 담고 있는 모든 문서(전자문서를 포함) · 자료 및 기록.

* 의약품 등의 안전에 관한 규칙 [별표4] 의약품 임상시험 관리기준 제2호(터)목 (2020. 10. 14. 총리령 제1650호)

* 의료기기법 시행규칙 [별표3] 의료기기 임상시험 관리기준 제2호(터)목(2022. 2. 18. 총리령 제1786호)

근거자료

Source data

임상시험을 재현 또는 평가하는 데 필요한 관련 임상 소견, 관찰, 그 밖의 행위 등이 기록된 원본 또는 원본의 공식 사본에 담겨있는 모든 정보.

* 의약품 등의 안전에 관한 규칙 [별표4] 의약품 임상시험 관리기준 제2호(커)목 (2020. 10. 14. 총리령 제1650호)

* 의료기기법 시행규칙 [별표3] 의료기기 임상시험 관리기준 제2호(커)목(2022. 2. 18. 총리령 제1786호)

근거자료 검정

Source data verification (SDV)

근거자료 확인

근거자료에서 얻어진 자료가 근거자료를 정확하게 반영하고 있는지 확인하는 과정.

금기증

Contraindication

사용 금지

위험 때문에 특정 개인이나 조건에서 사용해서는 안 되는 경우.

약품이나 시술이 나쁜 영향을 끼칠 것으로 예상되는 항목.

기관 이해상충

Institutional conflicts of interest

기관 이해충돌

- 개인이 아닌 기관이 이해상충(충돌)을 가지는 경우.

기관생명윤리위원회

Institutional review board (IRB), Independent ethics committee (IEC)

임상시험심사위원회

- 계획서(변경계획서를 포함)나 대상자로부터 서면동의를 얻기 위해 사용하는 방법이나 제공되는 정보를 검토하고 지속적으로 확인함으로써 임상시험에 참여하는 대상자의 권리, 안전, 복지를 위하여 시험기관에 독립적으로 설치한 상설위원회.
- 「생명윤리 및 안전에 관한 법」에서는 기관생명윤리위원회라고 부르고, 「약사법」에서는 임상시험심사위원회라고 부름.

* 의약품 등의 안전에 관한 규칙 [별표4] 의약품 임상시험 관리기준 제2호(오)목 (2020. 10. 14. 총리령 제1650호)

기준자료

Baseline data

감시 시스템의 구현 또는 활동 강화의 초기에 수집된 데이터나 측정값 또는 감시 및 대응 시스템의 성능을 모니터링하고 평가하기 위해 식별된 일련의 지표.

긴급사용승인

Emergency use authorization (EUA)

긴급사용승인 권한은 FDA가 전염병을 포함한 화학, 생물학적, 방사선 및 핵(chemical bacteriological, radiological, or nuclear, CBRN) 위협에 대해 공중보건 비상 시 필요한 의료 대책의 가용성 및 사용을 촉진하여 국가의 공중보건 보호를 강화하는 데 도움을 줄 수 있도록 허용하는 것.

나노기술

Nanotechnology

개별 원자나 분자 또는 벌크 재료와 관련된 것과는 다른 크기 및 구조 종속 특성이나 현상을 사용하기 위해 나노 규모의 물질을 조작하고 제어하기 위한 과학적 지식의 적용.

낙태

Abortion

임신중절

자연분만기 전에 자궁에서 발육 중인 태아를 인공적으로 제거하는 일. 의사의 지시에 따른 적법한 것도 여기에 포함되나, 대개 좁은 의미로 불법적인 임신중절만을 뜻함.

내부점검

Internal audit

자체점검

임상시험실시기관의 장이 기관에서 실시하는 임상시험 및 시험대상자 보호 업무와 관련한 규정 및 표준작업지침서, 임상시험심사위원

내부점검(계속)

회, 시험자, 임상시험 관련 업무 담당자가 임상시험 관련 법규 및 제9호가목에서 정한 규정 등의 준수 여부를 확인하기 위해 정기점검 등을 시행 및 평가하고, 필요시 적절한 조치를 취할 수 있도록 하는 것.

- 내부 점검은 기관 내 HRPP부서가 점검계획을 수립하여 대상자에게 문서로 안내하며, 자가검토항목(self audit checklist)을 제공하기도 함.

* 임상시험 및 대상자보호프로그램(HRPP) 운영 가이드라인(민원인 안내서) 식품의약품안전처 의약품안전국 임상제도과, 2014.03., 4p

내성

Tolerance

- 약이 더 이상 효과가 없어지는 현상. 많은 마약의 경우에 같은 용량을 주었을 때 약의 효과가 차츰 줄어들기 때문에 점점 더 많은 용량을 주어야 하는데, 이는 내성이 발현되었기 때문임.

내약성

Tolerability

- 인체가 약물에 견디는 성질.
- 제1상 임상시험에서는 내성(tolerance)이 아니라 내약성(tolerability)을 보게 되는 것임.

노시보 효과

Nocebo effect

환자가 발생할 수 있다고 믿기 때문에 약물이나 다른 요법으로 발생할 수 있는 부작용이나 증상이 나타나는 상황. 예를 들어, 임상시험에서 처치를 받지는 않았지만 치료가 일으킬 수 있는 부작용에 대해 알고 있는 환자는 단지 그들이 부작용이 발생할 것을 기대하기 때문에 처치를 받은 환자와 동일한 부작용을 가질 수 있음.

* National Cancer Institute

노인의료보험

Medicare

메디케어

미국에서 시행되고 있는 노인의료보험제도. 사회보장세를 20년 이상 납부한 65세 이상 노인과 장애인에게 연방 정부가 의료비의 50%를 지원함.

* Medicare [인터넷], 서울 (대한민국): 한경닷컴: 2009 [cited 2022 Mar 20]/ Available from: https://dic.hankyung.com/economy/view/?seq=9047

뇌전도

Electroencephalography (EEG)

머리에 여러 개의 전극을 배치하여 뇌의 전기적 활동을 등록, 증폭 및 기록하여 검사하는 것으로, 통증이 없고 비침습적임.

눈가림

Blinding, Masking

맹검

- 임상시험에 관여하는 사람 또는 부서 등이 배정된 치료법에 대해 알지 못하도록 하는 절차.
- 단일 맹검은 일반적으로 피험자를 맹검 상태로 하는 것이며, 이중맹검은 피험자, 시험자, 모니터, 필요한 경우 자료 분석에 관여하는 자 등을 맹검 상태로 하는 것.

* 의약품 등의 안전에 관한 규칙 [별표4] 의약품 임상시험 관리기준 제2호(로)목(2020. 10. 14. 총리령 제1650호)
* 의료기기법 시행규칙 [별표3] 의료기기 임상시험 관리기준 제2호(로)목(2022. 2. 18. 총리령 제1786호)

눈가림 해제

Unblinding

- 눈가림을 풀어서 연구대상자의 치료코드를 확인하는 것.

뉘른베르크 강령

Nuremberg code

- 뉘른베르크 전범 재판 이후, 연구윤리의 첫 번째 원칙 중 일부를 명시한 최초의 인정된 문서. 현대 의학 윤리의 기본적인 규범임.

능동의료기기

Active medical device

능동형 의료기기는 인체나 중력에 의해 발생하는 에너지 이외의 에너지원에 의존하여 작동하는 의료기기. 에너지 또는 물질을 실질적으로 변경하지 않고 환자에게 또는 환자로부터 에너지나 물질을 전송 · 회수하는 의료기기는 능동기기가 아님.

능동진단의료기기

Active diagnostic medical device

단독으로 사용하든 다른 의료기기와 함께 사용하든 생리적 상태, 건강 상태, 질병 또는 선천적 기형을 감지, 모니터링 또는 치료할 목적으로 정보를 제공하도록 의도된 능동 장치.

능동치료의료기기

Active therapeutic medical device

단독으로 사용하든 다른 의료기기와 함께 사용하든, 질병이나 부상 또는 질병이나 부상의 증상을 치료하거나 완화할 목적으로 생물학적 기능이나 구조를 지원, 수정, 교체 또는 복원하도록 의도된 능동 장치.

다기관 임상시험

Multicenter trial

| 하나의 임상시험 계획서에 따라 둘 이상의 임상시험실시기관(임상시험기관)에서 수행되는 임상시험.

* 의약품 등의 안전에 관한 규칙 [별표4] 의약품 임상시험 관리기준 제2호(나)목(2020. 10. 14. 총리령 제1650호)

* 의료기기법 시행규칙 [별표3] 의료기기 임상시험 관리기준 제2호(나)목(2022. 2. 18. 총리령 제1786호)

다중 용량 상승 시험

Multiple ascending dose study

| 1상 b단계 임상시험으로, 일정기간 동안 시험약을 반복 투여한 후 평형상태 혈장농도에 대한 자료를 얻는 것.

단면조사연구

Cross-sectional study

| 질병(또는 기타 건강 상태)의 존재와 관심 요인의 존재를 동시에 확인하여 이들의 관계를 조사하는 관찰연구. 확인은 종종 모집단의 대표 표본을 무작위로 추출하여 수행됨.

단성생식배아(單性生殖胚芽)

Parthenogenetic embryo

단성생식행위에 의하여 생성된 세포군.

* 생명윤리 및 안전에 관한 법률 제2조제9호(2020. 12. 29. 법률 제17783호)

단성생식행위

Parthenogenesis

인간의 난자가 수정 과정 없이 세포분열하여 발생하도록 하는 것.

* 생명윤리 및 안전에 관한 법률 제2조제7호(2020. 12. 29. 법률 제17783호)

단일 용량 임상시험

Single dose clinical trial

단독용량을 투여한 후 안전성과 내약성을 확인하며, 더 높은 용량을 투여하면서 최대 내약 용량을 확인하는 것.

단일 환자 임상시험

N-of-1 trial

한 명의 환자가 임상시험의 대상자 전체인 임상시험.

대상자동의

Informed consent, Consent

동의

- 대상자가 임상시험 참여 유무를 결정하기 전에 시험대상자설명서를 통해 해당 임상시험과 관련된 모든 정보를 제공받고, 서명과 서명 날짜가 포함된 문서(이하 '동의서')를 통해 본인이 자발적으로 임상시험에 참여함을 확인하는 절차.
- 연구에 참여하기로 한 개인의 동의 표시. 정책에서 '동의'라는 용어는 '자발적 정보에 입각한 지속적인 동의'를 의미.

* 의약품 등의 안전에 관한 규칙 [별표4] 의약품 임상시험 관리기준 제2호(호)목 (2020. 10. 14. 총리령 제1650호)

대조 대상자

Control subject

- 연구 중인 치료를 받지 않고 비교에 사용된 대상자 혹은 연구의 대상이 되는 조건.

대조군

Control group

비교 집단

- 통제 그룹은 연구에서 테스트되고 중재가 주어진 그룹과 비교하는 그룹으로, 중재가 제공되지 않은 연구대상자로 구성.

대조기기

Comparator device

시험기기와 비교할 목적으로 사용되는 모의품 또는 개발 중이거나 시판 중인 의료기기.

* 의료기기법 시행규칙 [별표3] 의료기기 임상시험 관리기준 제2호(카)목(2022. 2. 18. 총리령 제1786호)

대조약

Comparator

시험약과 비교할 목적으로 사용하는 위약(僞藥) 또는 개발 중이거나 시판 중인 의약품.

* 의약품 등의 안전에 관한 규칙 [별표4] 의약품 임상시험 관리기준 제2호(카)목(2020. 10. 14. 총리령 제1650호)

대체 위원

Alternate member

IRB회의에 정규위원이 참석할 수 없을 때, 대신 회의에 참석하여 의견을 개진하고 투표를 할 수 있는 위원을 지칭하며, 미리 위원목록에 어떤 역할(예: 취약한 피험자, 임산부, 고령자 등)을 대신할 수 있는지를 정해놓아야 함.

대체 의학

Alternative medicine

보완의학, 제3의학

| 제도권 의학을 대신한다는 의미로 만들어진 말.

데이터 모음

Data set

| 인간의 생물학적 물질을 포함하여 연구 목적으로 사용되는 정보의 모음.

데이터 보유자

Data holder

| 데이터 보유자는 관리 및/또는 관리 기능을 가질 수 있음. 이러한 기능은 동일한 기관 내에서 실행되거나 별개이지만 조정된 기관에 위임될 수 있음. 데이터 관리는 주로 데이터 저장 및 무결성에 대한 책임과 관련이 있고, 주로 데이터 정의 및 액세스 권한 부여, 특히 데이터 액세스 및 제3자 공개에 대한 책임과 관련이 있음.

도덕적 충실 의무

Moral fiduciary duty

연구자는 연구대상자의 이익을 위해 최선의 주의를 기울여야 하고, 연구대상자의 신뢰와 기대를 배반해서는 안 된다는 원칙.

동등성 평가시험

Equivalency trial

조사적 중재가 효과성과 안전성 면에서 확립된 효과적인 중재와 동등하거나 거의 동등한지 여부를 결정하는 것.

동료 평가

Peer review

각 집단에서 집단 구성원 간에 서로 평가하는 방법. 동료 평가는 각 조직(회사, 학교, 학술단체) 내에 있는 구성원들(회사원, 교사, 학생, 연구자) 서로 간에 객관적인 상호평가를 통해서 각 구성원이 보다 건설적인 방향으로 발전하도록 제언하기 위해 사용.

동물복지

Animal welfare

| 더 나은 영양, 주거 및 관리를 통해 건강을 증진함으로써 실시하는 실험실 또는 기타 특정 환경에서의 동물보호.

동물실험윤리위원회

Institutional animal care and use committee (IACUC)

실험동물운영위원회

| 동물실험의 윤리성, 안전성 및 신뢰성 등을 확보하기 위하여 설치 · 운영하는 위원회.

| 「동물보호법」에서는 동물실험윤리위원회, 「실험동물에 관한 법률」에서는 실험동물운영위원회라 칭함.

동의 불능자

Incompetent

| 자신의 판단 및 의지로 의사를 결정 또는 동의할 능력이 없는 자.

동의서

Consent form

특정한 개인이 자신의 임상 데이터가 수집 · 처리 · 이용 · 보관되는 행위에 대해 사전에 충분히 파악한 후 자신의 자유의사에 따라 동의를 기재한 문서.

동정적 사용

Compassionate use, Compassionate access, Expanded access program, Treatment investigational new drug

동정적사용승인계획, 품목허가전 임상시험용의약품의 치료목적 사용, 임상시험용의약품의 치료목적 사용승인 신청

불치병에 걸렸거나 암 말기인 환자에게 현재 다른 치료수단이 없을 때, 인도주의적 차원에서 새로운 치료기회를 주는 것이 필요함. 이럴 경우 아직 승인받지 않은 시험약을 임상시험 목적이 아니라 치료목적으로 제공하는 동정적 사용제도를 미국은 Expanded access program (EPA), 유럽은 Compassionate use, access라고 함. 우리나라는 2013년 의약품 등 안전에 관한 규칙 제28조(임상시험용의약품의 치료목적 사용승인 신청 등)에서 임상시험을 위한 의약품을 말기 암, 후천성면역결핍증 등 생명을 위협하는 중대한 질환, 생명이 위급하거나 대체 치료수단이 없는 등 총리령으로 정하는 응급환자의 경우 임상시험을 위한 의약품을 다른 용도를 위해 사용할 수 있도록 예외를 두었음.

* 2013년 의약품 등 안전에 관한 규칙 제28조(임상시험용의약품의 치료목적 사용 승인 신청 등)

등가성

Equipoise

임상시험에서 각 군의 치료적 장점과 관련하여 전문 의료계 사이에서 의견이 정해지지 않은 상태. 무작위배정의 윤리성을 위해 필요한 조건임.

등록

Register, Registry

레지스터는 예를 들어, 출생 또는 사망과 같은 기록의 정렬된 모음. 등록부는 하나 이상의 등록부를 개발, 유지 및 사용하기 위한 조직화된 시스템. 예를 들어, 국가 등록부는 출생 및 사망 등록을 보관할 수 있음. 확장하여 시스템을 담당하는 기관을 레지스트리(예: 암 레지스트리)라고도 함.

마취

Anesthesia

감각마비

고통을 느끼지 못하거나, 고통을 느끼지 못하게 하는 처지를 하는 것.

메디케이드

Medicaid

미국 사회보장 의료보험

미국의 사회보장법 제19항에 근거하여 빈곤자에 대해 연방의 원조를 받아 주가 실시하는 의료에 관한 공공부조제도.

면역

Immunity

몸 안에 들어온 병원체인 항원에 대하여, 우리 몸에서 항체가 만들어져서 다음에 같은 항원이 침입하였을 때, 이에 대한 저항력을 가지는 것.

면역결핍증

Immunodeficiency

선천적, 후천적 또는 유도된 정상적인 면역 반응을 개발할 수 없는 상태.

모니터링

Monitoring

임상시험 진행 과정을 감독하고, 해당 임상시험이 계획서, 표준작업지침서 및 관련 규정에 따라 실시, 기록되는지를 검토 · 확인하는 활동.

* 의약품 등의 안전에 관한 규칙 [별표4] 의약품 임상시험 관리기준 제2호(수)목 (2020. 10. 14. 총리령 제1650호)

모니터링 계획

Monitoring plan

임상시험 모니터링의 전략, 방법, 책임, 요건을 기술한 문서.

모니터링 보고서

Monitoring report

모니터요원이 의뢰자의 표준작업지침서에 따라 각 시험기관을 방문하거나 임상시험과 관련된 연락(전화, 팩스, 전자우편 등)을 하고, 그 내용을 문서로 작성한 보고서.

* 의약품 등의 안전에 관한 규칙 [별표4] 의약품 임상시험 관리기준 제2호(우)목 (2020. 10. 14. 총리령 제1650호)

무관용 원칙

Zero tolerance policy

사소한 규칙 위반에도 관용을 베풀지 않는 정책.

무능력

Incapacity, Incompetence

개인의 정신 상태를 말하며, 제공된 정보를 이해하지 못하고 해당 정보에 따라 행동(또는 행동하지 않음)의 결과를 인식하고 선택을 할 수 없음을 의미. 종종 무능의 동의어로 사용됨.

무작위 대조 실험

Randomized control study (RCT)

무작위 대조 실험에서 참가자는 중재 그룹(예: 약물 치료) 또는 대조군(예: 위약 그룹)에 무작위로 할당됨. 두 그룹 모두 특정 기간 동안 추적되며, 초기에 정의된 특정 결과(종속 변수)에 대한 중재의 효과(예: 혈청 콜레스테롤 수치, 사망률, 관해율)가 분석됨.

무작위 배정

Randomization

체계적이 아니라 우연에 따라 다른 치료, 중재 또는 조건에 대상을 할당하는 것. 피험자를 무작위로 할당하는 것은 피험자 그룹 간에 관찰된 차이가 실험적 개입의 결과일 가능성을 배제하기 위함.

임상시험 과정에서 발생할 수 있는 삐뚤림(bias)을 줄이기 위해 확률의 원리에 따라 대상자(피험자)를 각 치료군에 배정하는 것.

* 의약품 등의 안전에 관한 규칙 [별표4] 의약품 임상시험 관리기준 제2호(모)목(2020. 10. 14. 총리령 제1650호)

* 의료기기법 시행규칙 [별표3] 의료기기 임상시험 관리기준 제2호(모)목(2022. 2. 18. 총리령 제1786호)

문서화

Documentation

연구의 방법, 수행 및/또는 결과를 설명하거나 기록하는 모든 형태의 모든 기록(서면, 전자, 자기 및 광학 기록, 스캔, X-ray 및 심전도를 포함하되 이에 국한되지 않음).

미국 국립보건원

National institutes of health (NIH)

미국보건복지부의 공공보건국(public health service, PHS) 산하기관 가운데 하나인 국립의학연구소. 남녀노소의 건강을 비롯하여 건강과 생활양식 등에 대한 연구와 연구지원을 주목적으로 하며 모두 27개의 연구소 및 연구센터로 이루어짐.

미국보건복지부

Department of health and human services (DHHS)

미국 연방정부기관으로 우리나라의 보건복지부에 해당함.

미국보건복지부 인간연구대상자 보호국

DHHS office for human research protections (DHHS OHRP)

미국보건복지부(DHHS) 아래의 여러 조직 중 하나로 DHHS의 연구비를 받는 임상연구에 대해 윤리감독을 수행함. OHRP의 기본임무는 common rule로 알려진 연구에 관한 미연방헌법을 개정하며, IRB에 교육을 제공하고, 연구윤리에 대한 지침을 제시하며 의학윤리의 쟁점에 대해 미국보건복지부 장관에게 조언을 하는 것임.

미국식품의약국

Food and drug administration (FDA)

미국보건복지부 산하의 식품과 의약품에 대한 관리 규제를 하는 기관.

미국연방규정집

Code of federal regulations (CFR)

연방행정부가 발행한 행정명령을 집대성한 것. 규정집의 각 권은 매년 한 차례씩 갱신되며, 주제별로 묶어서 분기별로 나뉘어 발간됨.

미국장기기증네트워크

United network for organ sharing (UNOS)

미국에서 유일하게 장기 조달 및 이식 네트워크를 관리하는 비영리, 과학 및 교육 기관. 장기 공유를 위해 1984년 미의회에 의해 설립되었으며, 초대 창립자는 Gene A. Pierce임.

미준수

Non-compliance

법, 규정 및 정책에서 요구하는 지침을 따르지 않는 것. 연구계획서를 지키지 않는 violation이나 deviation과는 구별해야 함. 그러나 임상시험 관리기준(KGCP)에서는 두 가지 모두를 미준수라고 함.

민감 정보

Sensitive information

사상 · 신념, 노동조합 · 정당의 가입 · 탈퇴, 정치적 견해, 건강, 성생활 등에 관한 정보, 그 밖에 정보주체의 사생활을 현저히 침해할 우려가 있는 개인정보.

* 개인정보보호법 제23조제1항(2020. 2. 4. 법률 제16930호)

반감기

Half-life

- 약물의 혈중 농도가 절반으로 줄어드는데 걸리는 시간.

방사성의약품

Radiopharmaceuticals

- 방사성동위원소를 함유하여 제조된(환자투여 시 동위원소를 표지하여 사용하는 cold vial을 포함) 질병의 진단, 치료 등의 목적으로 사용되는 의약품.

* 의약품의 품목허가 · 신고 · 심사 규정 제2조제6항(2021. 11. 11. 식품의약품안전처 고시 제2021-90호)

배아(胚芽)

Embryo

- 인간의 수정란 및 수정된 때부터 발생학적(發生學的)으로 모든 기관(器官)이 형성되기 전까지의 분열된 세포군(細胞群).
- 접합체가 한 번 이상 세포분열을 시작한 시기부터 하나의 완전한 개체가 되기 전까지의 발생 초기 단계.

배아(胚芽) (계속)

생식세포인 정자와 난자가 만나 결합된 수정란을 의미하며 일반적으로 수정된 후 조직과 기관으로 분화가 마무리되는 8주까지의 단계.

* 생명윤리 및 안전에 관한 법률 제2조제3호(2020. 12. 29. 법률 제17783호)

배아 생식 세포

Embryonic germ (EG) cells

정상적으로 성숙한 배우자로 발달하는 태아 생식선의 세포에서 파생된 만능 줄기세포.

* Government of Canada TCPS 2

배아줄기세포주

Embryonic stem cell lines

배아, 체세포복제배아, 단성생식배아 등으로부터 유래한 것으로, 배양 가능한 조건에서 지속적으로 증식(增殖)할 수 있고 다양한 세포로 분화(分化)할 수 있는 세포주(細胞株).

* 생명윤리 및 안전에 관한 법률 제2조제10호(2020. 12. 29. 법률 제17783호)

백신

Vaccine

| 면역체계가 종양, 박테리아, 바이러스와 같은 미생물에 반응하도록 하는 물질 또는 물질군. 백신은 신체가 암세포나 미생물을 인식하고 파괴하는 데 도움이 될 수 있음.

법적 위임장

Power of attorney

위임장

| 위임자가 위임받는 자에게 업무처리를 위탁하여 업무를 대행하게 하는 문서.

법정대리인(法定代理人)

Legally acceptable representative (LAR)

| 우리나라 법률에서 법정대리인의 경우는 1) 본인의 위임을 받지 않고도 법률규정에 의해 대리권이 발생하는 경우(미성년자의 부모)와 2) 법원이 대리인으로 선임한 경우(제한 능력자, 후견인), 두 경우가 있음.

| 의약품임상시험 관리기준에 따라 대상자를 대신하여 대상자의 임상시험 참여 유무에 대한 결정을 내릴 수 있는데, 우리나라 법에서 말하는 법정대리인은 미국 법에서 보다 폭넓게 대리권을 인정하여 사

법정대리인(法定代理人)(계속)

용하는 Legally acceptable representative (LAR)와는 구별해야 함. 법정대리인이 없는 경우 배우자, 직계존속, 직계비속의 순으로 하되, 직계존속 또는 직계비속이 여러 사람일 경우 협의하여 정하고, 협의가 되지 아니하면 연장자가 대리인이 되어 서면동의를 받아야 함.

| 피험자의 친권자 · 배우자 또는 후견인으로서, 피험자를 대신하여 피험자의 임상시험 참여 유무에 대한 결정을 내릴 수 있는 사람.

* 생명윤리 및 안전에 관한 법률 제16조제2항(2020. 12. 29. 법률 제17783호)
* 생명윤리 및 안전에 관한 법률 시행규칙 제14조(2021. 12. 30. 보건복지부령 제852호)
* 약사법 제34조의2제3항제3호(2021. 7. 20. 법률 제18307호)
* 의료기기법 시행규칙 [별표3] 의료기기 임상시험 관리기준 제2호(처)목(2022. 2. 18. 총리령 제1786호)

벨몬트 보고서

Belmont report

| 벨몬트 보고서는 1) 사람에 대한 존중, 2) 선행, 3) 정의와 같은 인간 피험자를 대상으로 하는 연구의 기본 윤리원칙을 설명한 것으로, 뉴렘베르크 규약, 헬싱키 선언과 함께 인간을 대상으로 하는 연구에 대한 윤리적 기준을 규정한 세 가지 중요한 문서 중 하나임. 보고서 초안을 작성한 벨몬트 컨퍼런스 센터의 이름을 따서 명명됨.

| 윤리학계, 종교계, 법조계, 의학계 등 다양한 그룹의 대표자들로 구성된 미국 국가위원회에서 발표한 보고서로, 사람을 대상으로 수행하는 연구의 3가지 기본적 윤리원칙이 제시되어 있음(인간존중, 선행, 정의).

변경

Modification, Change, Revision, Amendment

제출된 연구계획서 내용을 변경하는 하는 것으로 내용에 따라 IRB의 정규 또는 신속심사를 받아야 함. 연구 계획서의 변경(modification, change)의 내용은 두 가지로 구분할 수 있는데, revision은 연구계획서에 있던 것을 변경하는 것이고, amendment는 새로운 것을 추가하는 것임.

* Global Health Network

병원체

Pathogen, Infectious agent, Germ

사람이나 동물의 체내에서 질병을 일으키는 물질, 특히 세균이나 곰팡이와 같은 살아있는 미생물.

보균자

Carriers

보인자

외견상으로는 거의 특별한 증상을 나타내지 않고 건강생활을 영위하고 있음에도 불구하고 체내에 어떤 종류의 병원균을 보유하고 있어 전염병의 감염원이 되고 병원균을 무의식 중에 방출하여 그 병을 만연시킬 가능성을 갖고 있는 사람.

보류

Withhold

중단

연구 진행과정의 일부(표준치료, 연구에 대한 정확한 정보, IRB 결정 등)를 보류하는 것. 연구 프로토콜의 일부로 연구 대상의 일부 또는 전부에서 표준치료를 보류(withhold)할 수 있음. 이럴 경우 대상자의 안전을 위해 IRB로부터 위험/이득평가를 받아야 함. 또는 일부 연구에서 대상자가 왜 이 연구에 참여하게 되었는지에 대한 정확한 정보를 주지 않는 보류(withhold)형태로 대상자를 기만하는 방법을 사용할 수 있음. 이럴 경우 대상자에게 연구의 정확한 실체를 알린 후 다시 동의를 받아야 함.

보상

Compensation

임상시험의 참여로 인한 신체적인 손상(사망 포함)이 발생한 경우 보상하는 것.

보조생식술

Assisted human reproduction, Reproductive technology

생식 기술

보조생식술이란 인공적으로 생식과정을 유도하는 모든 시술을 말함. 이러한 보조생식술은 크게 인공수정과 시험관아기 그리고 시험관아기 시술의 2세대 기술이라고 불리는 미세조작술이 있음.

부검

Autopsy, Necropsy

사망 후에 사인이나 병의 변화를 알기 위해서 해부하고 조직을 채취하여 검사하는 것.

부결

Reject, Unapproved

제출된 연구계획으로는 연구의 승인이 불가능하다고 판단되는 경우.

부당한 압력

Undue influence

- 연구 참여 여부의 결정에 직간접적으로 영향을 미칠 수 있는 권위, 부, 능력, 지위 등의 부적절한 사용.
- 불평등한 권력 관계가 자발적 동의에 미치는 영향. 이것은 잠재적 참가자가 그들에 대한 권위 있는 위치에 있는 개인(예: 의사/환자, 교사/학생, 고용주/직원)에 의해 모집될 때 발생할 수 있음.
- 과도하거나 부적절한 보상이 포함된 행위는 부당한 영향력을 구성할 수 있음. 예를 들어, 대학생들에게 불법 약물 및 알코올 사용에 대한 20분 설문조사를 완료하기 위해 각각 100달러를 제공하는 것은 그렇지 않으면 학생들이 의도적으로 낯선 사람에게 공개하지 않을 정보를 공개하도록 유도할 수 있기 때문에 지나치게 영향력 있는 것으로 간주될 수 있음.

* Government of Canada TCPS 2

* Oregon Uni.

부수적 발견

Incidental finding

- 개별 연구 참여 대상자의 잠재적인 건강 또는 생식적인 중요성과 관련한 발견으로써, 연구에서 원래 확인하고자 하는 목적은 아니었지만 연구 수행 과정에서 우연히 발견되는 것을 의미, 즉 연구와 직접적으로 관련이 있지 않으며 연구계획서에서 확인되지 않는 일종의 변수에 해당.

* 국가생명윤리정책원

부작용

Side effect

의약품 등을 정상적인 용량에 따라 투여할 경우 발생하는 모든 의도되지 않은 효과를 말하며, 의도되지 않은 바람직한 효과를 포함.

* 의약품 등의 안전에 관한 규칙 [별표4의3] 의약품등 시판 후 안전관리 기준 제1호 (사)목(2020. 10. 14. 총리령 제1650호)

부적절한 유인

Undue inducement

부적절한 유인은 연구 참여를 합리적으로 고려할 수 있는 대상자의 능력을 감소시킬 정도로 금액이나 성격이 매우 큰 보상을 뜻함.

* Wilkinson & Moore, 1997

부정맥

Arrhythmia

심장박동의 힘이나 리듬이 불규칙함. 어떤 경우에는 심장마비와 돌연사를 일으킬 수 있음.

* Global Health Network

분만

Delivery

배출이나 적출 또는 기타 수단을 통해 태아를 여성에게서 완전히 분리하는 것.

분석적 연구

Analytic study

요인이 건강 영향의 원인이라는 가설(예: 요인이 질병을 유발하거나 질병을 예방한다는 가설)을 테스트하기 위한 역학 연구. 분석 연구의 가장 일반적인 유형은 사례 대조, 코호트 및 횡단면 연구. 분석 연구는 가설을 테스트하지 않는 기술 연구와 대조됨. 이러한 유형의 연구(모두 관찰) 외에도 분석 연구에는 중재 연구도 포함됨.

* Global Health Network

분화

Differentiation

세포가 새로운 특성을 획득하고 보다 전문화된 세포 유형을 형성하는 과정.

* Government of Canada TCPS 2

불임

Infertility

불임이란 피임을 시행하지 않은 부부가 정상적인 부부관계에도 불구하고 1년 이내에 임신에 도달하지 못한 경우로 정의됨. 이는 이전에 한 번도 임신을 경험하지 못한 경우를 일차성 불임으로, 이전에 분만에 이르지 못했더라도 임신을 했던 적이 있었던 경우를 이차성 불임으로 세분할 수 있음.

비경구

Parenteral

구강에서 식도, 위, 장관을 경유하는 방법이 아니라 자연적 · 인위적으로 음식물, 의약품, 백신, 병원체 등을 생체 내로 넣는 경로의 총칭.

비례적 접근

Proportionate approach to research ethics review

연구에 대한 윤리적 심사에서 위험과 작성된 동의서의 수준에 따라 연구를 구분하여, 낮은 위험과 잘 작성된 동의서를 가지는 연구는 local 수준의 IRB에서, 그렇지 않는 경우는 대학급의 IRB에서 심사하자는 개념(영국의 경우).

* Hunter D. Proportional ethical review and the identification of ethical issues. J Med Ethics 2007;33:241–245. doi: 10.1136/jme.2006.016782

비밀보장

Confidentiality

자료의 직접열람이 허용된 자를 제외하고는 대상자의 신원 또는 의뢰자의 지적 재산 등에 관한 정보가 알려지지 않도록 하는 것.

* 의약품 등의 안전에 관한 규칙 [별표4] 의약품 임상시험 관리기준 제2호(누)목 (2020. 10. 14. 총리령 제1650호)

비밀유지 서약서

Certificate of confidentiality

비밀 보장 증명서

제3자에게 정보를 노출하지 않겠다는 내용을 약정한 문서.

비열등성 시험

Non-inferiority trial

시험군이 활성대조군보다 열등하지 않음을 증명하는 임상시험으로, 시험군이 활성대조군의 특정 효과를 보존한다는 가설을 증명하기 위함.

비용-효과분석

Cost effectiveness analysis (in surveillance)

비용-효과분석은 감시 및 대응 전략과 활동의 비용 및 효과를 결정하기 위한 것. 유사하거나 대안적인 전략 및 활동을 비교하여 원하는 목표 또는 결과를 얻을 수 있는 상대적 정도를 결정하는 데 사용할 수 있음. 선호하는 전략 또는 조치는 주어진 수준의 효율성을 생성하는 데 비용이 가장 적게 들거나 주어진 수준의 비용에 대해 가장 큰 효과를 제공하는 전략 또는 조치.

* Global Health Network

비인간화

Dehumanization

한 개인이나 집단이 인간의 자질이 결여된 것으로 간주하거나 취급하게 되는 과정.

비임상시험

Nonclinical study

사람을 대상으로 하지 않는 생의학적 연구.

사람의 건강에 영향을 미치는 시험물질의 성질이나 안전성에 관한 각종 자료를 얻기 위하여 실험실과 같은 조건에서 동물, 식물, 미생

비임상시험(계속)

물과 물리적 · 화학적 매체 또는 이들의 구성 성분으로 이루어진 것을 사용하여 실시하는 시험.

비임상시험은 새로 개발한 신약후보물질을 사람에게 사용하기 전에 동물에게 사용하여 부작용이나 독성, 효과 등을 알아보는 시험. 약물이 체내에 어떻게 흡수되어 분포되고 배설되는가를 연구하는 체내동태연구와 약효약리연구가 수행됨. 그 후 동물실험을 통해 시험약이 지니는 부작용 및 독성을 검색하는 안전성 평가가 실시됨.

* 의약품 등의 안전에 관한 규칙 [별표4] 의약품 임상시험 관리기준 제2호(다)목(2020. 10. 14. 총리령 제1650호)
* 의료기기법 시행규칙 [별표3] 의료기기 임상시험 관리기준 제2호(다)목(2022. 2. 18. 총리령 제1786호)
* 약사법 제2조16호(2022. 1. 21. 법률 제18307호)

비임상시험관리기준

Good laboratory practice (GLP)

비임상시험실시기관 등에서 수행하는 시험의 계획 · 실행 · 점검 · 기록 · 보고되는 체계적인 과정 및 이와 관련된 전반적 사항을 규정하는 것.

* 비임상시험관리기준 제3조제3항(2018. 11. 21. 식품의약품안전처 고시 제2018-93호)

비정부기구

Non-governmental organization (NGO)

커뮤니티 기반 조직(community-based organizations, CBO), 신앙 기반 조직(faith based non-governmental organization, FBO) 및 영향을 받는 커뮤니티의 조직을 포함하여 '비정부'로 광범위하게 특성화될 수 있는 광범위한 조직을 포괄하는 데 사용.

* Global Health Network

비참여관찰연구

Non-participant observational research, Naturalistic observational research

자연주의적 관찰연구

자연 환경에서 실시되는 인간의 행동이나 행동에 대한 연구로, 정상적인 활동에 관여하는 사람들은 활동에 어떤 식으로든 개입하지 않는 연구자에 의해 자신의 지식 여부에 관계없이 관찰됨.

비치료적 행위

Non-therapeutic procedure

의학적으로 적응이 입증되지 않은 것을 의미.

비침습적 처치

Non-invasive procedure

구강 도말 표본처럼 인간의 신체 내부로 침입시키지 않는 방법을 써서 생물학적 시료를 채취함.

비표본추출오차

Bias/Non-sampling error

결과의 왜곡을 초래하는 데이터 수집 중 체계적인 오류(사망 연구에서 사망률의 과대 또는 과소 평가).

* Global Health Network

빈혈

Anemia

혈액 내 헤모글로빈 농도가 정의된 수준 이하로 적혈구의 산소 운반 능력이 감소한 상태. 모든 빈혈 사례의 약 절반이 철결핍에 기인. 다른 일반적인 원인으로는 말라리아 및 주혈흡충증과 같은 감염과 유전적 요인이 있음. 주요 건강 결과에는 좋지 않은 임신 결과, 신체 및 인지발달 장애, 어린이의 이환 위험 증가, 성인의 작업 생산성 감소가 포함됨. 임산부와 어린이는 특히 취약함. 빈혈은 모든 산모 사망의 20%를 차지함.

* Global Health Network

사례비

Payment

연구 참여에 따른 시간과 불편으로 인해 직접적 또는 간접적인 금전적 불이익을 받지 않도록 참여자에게 지급함. 직접비용은 발생한 비용을, 간접비용은 연구참여로 인해 발생하는 손실을 의미.

* 참조: 환급(reimbursement)

* Government of Canada TCPS 2

사례연구

Case series

사례연구는 사회과학 관련 분야에서 이루어지는 연구 방법의 하나로, 하나 또는 몇 개의 사례를 모아, 특정 집단, 사건, 공동체에 대하여 심층적으로 분석.

사망

Death

생명활동이 정지되어 다시 원상태로 돌아오지 않는 생물의 상태. 삶의 종말. 예를 들어, 아메바 등의 단세포 생물에서는 2개체로 분열될 때가 죽음이라고 말할 수 있을지 모르나 다세포 생물에 있어서는 세

사망(계속)

포분열은 단순한 성장의 한 과정임. 생물은 생식세포를 매개로 생명을 영원히 존속시키는 것이라고 볼 수 있음. 인간을 포함한 고등동물에 한정한다고 하면 죽음이란 그 개체를 구성하는 모든 조직세포의 생활기능의 정지라고 말할 수 있음. 따라서 국부적인 한 부분의 생활기능의 정지만으로는 죽음이라고 할 수 없음.

사람의 죽음. 사람의 죽음은 네 가지 측면이 있음. 즉 1) 육체적 죽음(biological death), 2) 심리적 죽음(psychological death), 3) 사회적 죽음(social death), 4) 문화적 죽음(culture death). 인간의 일생은 단지 생명의 연장뿐 아니라 질적 측면에서 심리적 · 사회적 · 문화적인 충실함이 필요. 근년에 의료기술의 눈부신 발달에 따라 더욱 생활의 질이 중요시되고 있음. 일반적으로 육체적인 죽음의 정의는 모든 생체기능의 영구적 정지. 즉 1) 전체 뇌기능, 2) 호흡계의 자발기능, 3) 순환계의 자발기능, 이 모든 것의 비가역적으로 정지되었음을 의미.

사망률

Death rate, Mortality rate

어느 인구집단을 대상으로 한 1년간의 사망자 수가 그 해의 그 인구집단 전체 인구에 대하여 차지하는 비율. 보통 인구 1,000명에 대한 숫자로 나타냄. 그러나 원인별 사망률은 편의상 인구 10만 명을 대상으로 나타냄. 사망률은 연차－지역－직업－성별 등에 따라 다르기 때문에, 어느 집단을 다른 집단과 사망의 빈도를 비교할 때는 조정사망률(adjusted death rate)을 사용함. 즉 한 집단의 연령별 사망률을 구한 뒤에 일정한 연령 구성을 가진 표준인구의 사망률과 비교하는 것임. 이를 조정사망률이라 하며, 처음에 말한 사망률은 이것과 대비한다는 뜻에서 조사망률이라 함.

사생활

Privacy

당사자의 허락 없이 보거나 공개할 수 없는 개인의 비밀에 속하는 사항.

사생활 보호

Protection of privacy

당사자의 허락 없이 보거나 공개할 수 없는 개인의 비밀에 속하는 사항이 다른 사람에게 노출되지 않도록 보호하는 일.

사적 정보

Private information

자신의 행동에 대해 타인이 관찰이나 기록하지 않을 것이라고 생각하고 행한 행동에 대한 정보 또는 당연히 정보가 공개되지 않을 것이라는 전제하에 특정 목적으로 제공한 정보를 의미하며, 의무기록 등 의학 정보도 포함됨.

사전 진료계획

Advance care planning

환자가 결정을 내릴 능력이 없거나 무능력한 경우 환자 치료, 특히 임종 치료의 목표와 원하는 방향에 대해 환자 및/또는 그 대리인과 논의.

사전의료지시

Advance medical directive (AMD)

환자가 자발적 의사 표현을 할 수 있는 상태에서 작성하는 의료유언장으로, 미국 · 대만 · 오스트리아 등 여러 국가에서 법제화되어 있음. 국내 일부 병원은 말기 암환자에만 이를 적용하기로 결정함.

사회생물학

Sociobiology

인간을 포함한 동물의 사회조직, 특히 그 유전적 기초와 진화의 역사에 관한 비교 연구.

사회적 동의

Community consent

집단 동의

| 특정 가능한 집단이 한 동의. 주로 집단의 대표자에 의해 이루어진다.

산전 진단

Antenatal diagnosis, Prenatal diagnosis, Prenatal screening

| 출생 전 착상 후 배아, 태아 또는 임신한 여성의 병리학적 상태 또는 질병의 특성을 확인.

삼측 눈가림

Triple blind

삼중 맹검

| 연구자, 연구대상자, 의뢰자를 포함한 임상시험에 관계하는 모든 사람이 모르게 하며 최종 결과 분석 때 배정결과를 열어보는 것.

상대효력

Potency

역가

▎같은 효과를 나타내는데 얼마나 작은 용량(또는 농도)이 필요한가를 나타냄. 즉, 같은 효과를 나타내는데 더 작은 용량(농도)이 필요하다면 potency가 더 크다고 함(예: 모르핀이 메페리딘, 데메롤보다 더 강력하다).

상동성

Homology

▎공통 조상 유기체의 구조 또는 특성에서 유래한 서로 다른 유기체 내의 두 가지 해부학적 구조 또는 행동 특성.

상해

Injury

손상

▎일반적으로 외부에서 힘으로 신체에 손상을 주는 장애.

▎물체가 깨지거나 상하는 것.

상호작용

Interaction

시험자와 대상자 간의 의사소통 또는 대인 접촉.

샘암종

Adenocarcinoma

선암종

샘 조직에서 발생하는 악성종양.

* Global Health Network

생명공학기술

Biotechnology, Biotecnologia

순수한 화학 공정과 대조적으로 제품을 만들기 위해 생물학적 공정을 사용하는 것을 설명하는 데 사용되는 일반적인 용어. 생명공학은 수 세기 동안 실제로 사용되어 왔으며 맥주를 만드는 데 효모를 사용하는 것과 같은 전통적인 응용뿐만 아니라 작물을 개선하기 위한 재조합 DNA 기술과 같은 현대적 응용을 포함함.

생명윤리학

Bioethics (and biomedical ethics)

인간과 관련된 건강, 건강 관리 및 연구에서 발생하는 윤리적 문제와 딜레마를 조사하는 윤리적 탐구 분야.

* Global Health Network

생물 표본

Biospecimens, Biological specimen

소변, 혈액, 조직, 세포, DNA, RNA 및 단백질과 같은 물질의 샘플 또는 표본.

생물(생체)공학

Bioengineering, Biomechatronics, Bionics

생물공학, 생체공학

생체역학, 생체 재료 및 바이오 센서와 같은 생물학적 및 의료 시스템에 적용되는 공학. 생물공학에는 결함이 있거나 누락된 신체 기관에 대한 보조 장치 또는 대체품 개발과 같은 생물의학공학도 포함됨.

생물반응기

Bioreactor

생물학적 시스템의 합성 또는 화학적 전환 능력을 사용하여 제품을 생성하기 위한 도구 또는 장치. 그들은 고전적인 발효기, 세포 배양 관류 시스템 또는 효소 생물 반응기가 될 수 있음. 단백질이나 효소의 생산을 위해서는 일반적으로 박테리아, 포유류 세포, 곤충이나 식물 세포와 같은 재조합 미생물이 선택됨.

생물안전성위원회

Institutional biosafety committee (IBC)

생물안전위원회

보건복지부에서는 생명공학 연구와 이의 산업화 과정에서 예견될 수 있는 생물학적 위험성, 환경에 미치는 악영향 및 윤리적 문제 발생의 사전방지에 필요한 조치와 함께, 유전적으로 변형된 생물체의 이전 · 취급 · 사용에 대한 안전기준을 마련하기 위해 「유전자변형생물체의 국가간 이동 등에 관한 법률」(법률 제11536호) 및 「생명공학육성법」(법률 제11683호)에 따라 「유전자재조합실험지침」(보건복지부 고시 제2012-103호)을 작성하여 시행. 이러한 법률에 따라 시험 · 연구기관장은 기관 내에서 수행되는 유전자재조합실험의 '생물안전' 확보하기 위해, '생물안전성위원회(institutional biosafety committee, 이하 'IBC')'를 구성 · 운영하여야 하며, IBC는 기관 내에서 수행되는 유전자재조합실험의 위해성 평가, 심사 등 생명공학 연구에 필요한 생물안전 확보에 관한 사항을 심의 · 자문하도록 규정하고 있음.

생물재해

Biohazard, Biological hazard, Biodisaster

감염재해

감염성 미생물과 같은 생물학적 작용제, 특히 생물학적 연구 또는 실험에서 인간에게 위협이 되는 상태. 그러한 물질 또는 조건에 노출될 경우 발생할 수 있는 잠재적 위험, 위험 또는 피해.

생물정보학

Bioinformatics

목표 달성(예: 새로운 의약품 또는 새로운 제초제 발견)을 위한 생물학적 연구에서 유전체학의 데이터/정보의 생성, 수집, 저장(데이터베이스) 및 효율적인 사용.

생물학적 동등성시험

Bioequivalence test

생물학적 동등성시험은 개발한 복제약이 오리지날약과 생물학적으로 동등하다는 것을 입증하기 위한 생체시험으로써, 두 개의 군 각각에 복제약과 오리지날약을 대상으로 교차투여하여 비교시험을 수행함. 화학적으로 동일한 오리지널약과 복제약을 사람에게 투약했을 때 체내 약물 농도의 변화가 비슷하게 나타난다면 두 약물의 효능이 비슷할 것이라는 가정하에 시행함.

생물학적 제제

Biologics, Biological product, Biologic agent

생물학적 출발 물질 또는 원료 물질(예: 미생물, 바이러스, 동물, 인간 또는 식물 유래)을 사용하고, 예를 들어, 기존 제조 방법, 재조합 DNA 기술 및 기타 새로운 접근 방식을 사용하여 제조되는 약물. 생물학적 제제의 몇 가지 예에는 백신, 혈액 및 그 유도체, 특정 호르몬, 효소, 재조합 DNA 제품, 유전자 요법 및 유전자 변형이 포함됨.

생체외

In vitro

시험관내, 시험관내, 실험실

살아있는 유기체 외부의 인공 환경에서 실험을 수행하는 기술. 일반적으로 실험실에서 유리 또는 플라스틱 용기에서 수행됨.

* Global Health Network

생체의약품

Biopharmaceuticals, Biologic medical product, Biologic

바이오의약품, 생물의약품

rDNA 기술을 통해 생산된 생물학적 약물에 사용되지만 본질적으로 생물학적 제제의 규제 정의에 해당.

선별검사

Screening

- 보기에는 건강한 것과 같이 보이면서 질병에 걸려있다고 생각되는 사람들을 골라내기 위한 검사. 질병의 진단을 의도한 것은 아니며 다수의 수진자 중에서 비교적 간단한 방법으로 의심이 가는 자를 골라내는 것을 목적으로 함. 선출된 자는 더욱 상세한 검사를 받을 필요가 있음.
- 시험이나 검사와 같은 예비적 절차, 조사가 더 필요한 장애의 가장 특징적인 징후를 찾아내기 위해 시행.
- 집단선별검사, 고혈압과 같은 특정 병이나 장애를 찾아내기 위해 큰 표본을 이용하는 검사.

선언

Declaration

- 특정 목표에 대한 의지를 강하게 표시하는 문서.

선정기준

Selection criteria

채택기준

임상시험에 참여하기 위해 충족되어야 하는 일련의 조건. 선정기준 내에 포함기준(inclusion criteria)과 제외기준(exclusion criteria)이 있음.

* 참조: 포함기준(inclusion criteria)

* Global Health Network

선택적 이탈

Opt-out, Option-out

옵트아웃

개인정보 처리를 위한 동의방식을 말하는 용어로 정보주체의 동의를 받지 않고 개인정보를 수집 · 이용한 후, 당사자가 거부 의사를 밝히면 개인정보 활용을 중지하는 방식. 선사용 후배제로 마케팅 등에 있어서 개인정보를 활용하기 위한 방식.

* 유수현, [카드뉴스]용어 풀이, 옵트인/옵트아웃이란? [인터넷], 서울(대한민국): 보안뉴스: 2018 Jan 26 [cited 2022 Mar 20]. Available from: https://www.boannews.com/media/view.asp?idx=66353

선택적 참여

Opt-in, Option-in

옵트인

- 개인정보 처리를 위한 동의방식을 말하는 용어로 정보주체, 즉 당사자에게 개인정보 수집 · 이용 · 제공에 대한 동의를 먼저 받은 후에 개인정보를 처리할 수 있는 방식. 선동의 후사용으로 정보주체의 개인정보를 보호하기 위한 방식.

* 유수현, [카드뉴스]용어 풀이, 옵트인/옵트아웃이란? [인터넷], 서울(대한민국): 보안뉴스: 2018 Jan 26 [cited 2022 Mar 20]. Available from: https://www.boannews.com/media/view.asp?idx=66353

선행

Beneficence

선행의 원칙

- 이익을 최대화하고 피해를 최소화해야 하는 윤리적 의무. 이 원칙은 예상되는 이익에 비추어 연구의 위험이 합리적이고, 연구 설계가 건전하며, 조사자가 연구를 수행하고 연구피험자의 복지를 보호할 능력이 있어야 한다는 규범을 발생시킴. 선행은 나아가 고의적으로 사람에게 해를 입히는 것을 금지함. 선행의 이러한 측면은 때때로 별도의 원칙인 비악(해를 끼치지 않음)으로 표현됨.
- 벨몬트 보고서에서 논의된 윤리원칙은 피해로부터 사람을 보호할 의무를 수반함. 선행의 원칙은 두 가지 일반 규칙으로 표현될 수 있음. 1) 해를 끼치지 말 것, 2) 가능한 이익을 최대화하고 가능한 피해 위험을 최소화하여 피해로부터 보호할 것(Princeton Uni.).

* Global Health Network

설계 효과

Design effect

클러스터 샘플링으로 인해 발생하며 샘플링 오류 또는 부정확성을 증가시키는 현상. 클러스터 내의 가구/개인은 근접성으로 인해 서로 유사하므로 샘플링 변동성이 전반적으로 손실됨.

설명적 연구

Descriptive study

연령, 성별, 교육 수준, 직업, 사회경제적 조건 등과 같은 인구의 지리적 영역, 달력 기간 및 인구통계학적 특성과 관련하여 질병 또는 기타 건강 관련 사건의 발생을 묘사하는 관찰연구. '임시' 연구 조사 또는 공중보건 관행 내에서 질병 감시의 제도적 · 정기적 활동으로 수행됨. 두 상황 모두에서 관찰된 질병 패턴을 잠재적으로 결정하는 요인에 대한 가설을 생성하는 데 기여함. 그런 다음 이러한 가설을 분석 연구에서 테스트할 수 있으며, 그 결과는 해당 요인이 질병 패턴을 얼마나 설명하는지 확인하는 데 사용될 수 있음. 기술 연구는 일반적으로 기존 데이터베이스 또는 레지스트리(사망, 신고 가능한 전염병, 암 등)에 있는 개별 기록을 사용하며 기록이 속한 사람의 식별을 요구하지 않음.

* Global Health Network

성

Gender

젠더

젠더는 주어진 사회가 남성과 여성에게 적절하다고 간주하는 사회적으로 구성된 역할, 행동, 활동 및 속성(생물학적으로 결정되는 '성'과 반대). 사회적으로 정의된 성을 말함. 그 사회에서 남성과 여성에게 적절하다고 정의내린 개념으로, 생물학적인 성별을 의미하는 남성과 여성과는 다른 의미임.

성감별

Sex identification

사람의 성은 적어도 이하의 일곱 개 항목에 의하여 결정됨. 즉 1) 염색체에 의한 성, 2) 생식샘의 성, 3) 속생식기관 형태에 의한 성, 4) 바깥생식기관의 형태에 의한 성, 5) 호르몬작용에 의한 성, 6) 양육된 성, 7) 심리학적인 성 등. 통상의 성별판정은 염색체에 의한 성을 의미하고, 이에는 입안점막세포표본에 의한 X염색질, Y염색질검색이 일반적.

성과연구

Outcome research

기승인된 약품(또는 의료기기)을 다른 약품(또는 의료기기)과 비교테스트를 하는 연구로, 위약대조군연구가 포함됨. 성과연구는 이미 수행하고 있으나 타당성이 확립되지 않은 의료행위 평가를 주 목적으로 함.

성매개감염병

Sexually transmitted infections (STIs)

주로 개인 간의 성적 접촉을 통해 전파되는 감염. 30가지가 넘는 다양한 성병, 바이러스 및 기생충이 있음. 그들이 일으키는 가장 흔한 조건은 임질, 클라미디아 감염, 매독, 트리코모나스증, 연성하감, 음부헤르페스 혹은 성기단순포진, 생식기 사마귀, 인간 면역결핍 바이러스(human immunodeficiency virus, HIV) 감염 및 B형 간염 감염. 특히 HIV와 매독은 임신과 출산 중 산모에서 태아에게 수직감염될 수 있으며, 혈액 제제와 조직 이식을 통해 이를 받은 사람에게 감염될 수 있음.

* Global Health Network

성차별

Gender discrimination

사회적으로 구성된 성역할과 규범에 근거하여 개인이 완전한 인권을 향유하지 못하도록 하는 모든 구별, 배제 또는 제한을 의미.

* Global Health Network

성체줄기세포

Somatic stem cell, Adult stem cell

많은 기관과 분화된 조직에서 발견되는 비교적 드문 미분화 세포로, 자가 재생(실험실에서)과 분화 둘 다에 대해 제한된 능력을 가지고 있음. 이러한 세포는 분화 능력이 다양하지만 일반적으로 기원 기관의 세포 유형으로 한정되어 있음. 만능줄기세포보다 분화능력이 더 제한된 줄기세포.

* Government of Canada TCPS 2

세포유전학

Cytogenetics

세포핵 내의 DNA 구조를 연구하는 유전학의 한 분야.

세포치료제

Cell therapy agent

사람 또는 동물의 살아 있는 세포를 체외에서 배양·증식하거나 선별하는 등 물리적·화학적·생물학적 방법으로 조작하여 제조한 의약품. 다만, 생물학적 특성이 유지되는 범위에서 단순분리, 세척, 냉동, 해동 등의 최소한의 조작을 통하여 제조된 것으로써 총리령으로 정하는 것은 제외.

* 첨단재생의료 및 첨단바이오의약품 안전 및 지원에 관한 법률 제2조제5호(가)목 (2020. 8. 1. 법률 제17472호)

소생술

Resuscitation

특정 이유로 호흡이나 심박이 정지한 가사상태에서 호흡이나 순환을 정상상태로 되돌리는 방법.

소생술 포기

DNR, Do not resuscitate

심장이나 호흡이 멈춘 경우에 의료 제공자가 심폐소생술(심장 재기동)을 수행해서는 안 된다고 명시하는 사전 지시서의 한 유형. 소생 금지 명령이라고도 함.

소수자

Minorities

인종 · 종교 · 언어상 해당 국가에서 다수를 차지하는 사람들과 구별되는 특징 또는 전통을 가지고 있는 대상.

소아

Childhood

법정대리인 동의를 받아야 하는 소아 연령은 「생명윤리 및 안전에 관한 법률」의 기준에서 18세 미만이며, 「약사법」의 기준은 「민법」에 따라 19세 미만, 「개인정보보호법」의 기준은 만 14세 미만임.

속임수 연구

Deception study, Disambiguation

기만 연구

기만은 연구대상자를 의도적으로 오도하거나 실험의 본질에 대한 전체 정보를 보류하는 것을 의미함.

연구자는 연구의 목적, 연구자의 역할 또는 연구의 어떤 절차가 실제로 실험적인지에 대한 정보를 오도하거나 생략할 수 있음.

수동적 동의

Passive consent

수동적 동의는 연구대상자가 주로 참여를 거부하지 않음으로써 연구의 일부가 되는 경우를 의미함.

수술 후 보조요법

Adjuvant therapy

1차 치료에 추가하여 제공되는 치료. 예를 들어, 암에 대한 보조요법은 일반적으로 암 재발 위험을 줄이기 위해 수술 후 화학요법 또는 방사선요법을 시행하는 것.

* Global Health Network

수술적 임상시험

Surgical trial

다양한 수술 기법의 안전성 및/또는 유효성을 비교하는 임상시험.

수여자

Recipient

의학에서 수혈이나 장기이식과 같이 다른 사람으로부터 혈액, 세포, 조직 또는 장기를 받는 사람.

수정

Conception, Pregnancy

임신

생물학에서 정자에 의한 난자의 수정으로 특징지어지는 임신의 시작.

수정 및 배아 관리국

Human fertilization and embryology authority (HFEA)

체외수정, 인공수정 및 인간 난자, 정자 또는 배아의 보관을 제공하는 모든 영국 클리닉을 규제하고 검사하는 영국 보건사회복지부가 후원하는 공공기관.

수직감염

Vertical transmission

임신, 출산 또는 모유 수유 중에 어머니로부터 자손에게 직접 감염 전파되는 것.

* Global Health Network

승낙

Assent, Permission

- 사전 동의를 제공할 완전한 능력이 없는 사람이 연구 참여에 대해 긍정적인 동의를 하는 것으로, 동의의 변형. 예를 들어, 아동이나 치매가 있는 사람은 연구에 등록하기 전에 동의해야 하는데, 동의한다고 해서 부모 또는 기타 법적으로 승인된 의사 결정자의 허가를 받아야 할 필요가 없어지는 것이 아님.
- 스스로 결정할 수 있는 능력이 없다고 판단되는 연구대상자를 대신하여 법정대리인이 연구 참여에 동의한다면, 위원회는 연구대상자의 승낙이 필요한지 심의하고, 필요시 문서화할 필요가 있는지를 심의해야 함.

* Global Health Network

승인

Approval

- IRB가 임상시험 관리기준(GCP) 및 관련 규정의 요구사항에 따라 임상시험계획서와 관련 문서를 검토한 후에 임상시험을 실시해도 좋다는 긍정적인 결론을 내리는 것.
- 임상시험 계획이 검토되었고, 이 임상시험이 심사위원회, 시험기관, GCP, 관련 규정에 따라 정해진 범위 내에서 수행될 수 있다는 심사위원회의 확인 절차.

승인 유효 기간

Approval expiration date

위원회는 연구대상자가 노출되는 위험의 정도에 따라 유효 기간을 정해 허가된 연구에 대해 지속심의를 수행하며, 정기보고 주기는 1주년을 초과할 수 없음.

승인일

Approval date

제출된 연구계획서 또는 보고서 등 자료를 그대로 인정하기로 결정한 날.

승인후 요구 조건

Post approval requirement

승인후 조건

제출된 연구계획서 또는 보고서 등 자료를 그대로 인정할 수 없어 승인을 위해 변경이 필요한 조건.

시판후사용성적조사

Post market surveillance (PMS)

시판후조사, 신약 등의 재심사대상, 시판 후 안전관리 업무

약사법 및 식약처에서 정한 '신약 등의 재심사 기준'에 따라 신약 시판 후 4~6년 동안 6백~3천례의 환자에 대해 병원 등에 조사를 의뢰해 자료를 수집, 해당 의약품에 대한 사용 경험을 의무적으로 식품의약품안전처에 보고토록 하는 제도. 신약의 상품화 이후 불특정 다수의 환자들을 대상으로 한 광범위한 사용 경험을 통해 얻은 부작용 또는 새로운 효능 등의 자료를 체계적으로 수집 · 평가해 신약 개발과정에서 발견하지 못한 안전성과 유효성을 확인 · 검토하기 위한 것.

* 의약품 등의 안전에 관한 규칙 제22조(2020. 10. 14. 총리령 제1650호)

* 의약품 등의 안전에 관한 규칙 [별표4의3] 의약품등 시판 후 안전관리 기준 제1호(아)목(2020. 10. 14. 총리령 제1650호)

시험기기

Investigational device

임상시험용 의료기기 중 대조기기를 제외한 의료기기.

* 의료기기법 시행규칙 [별표3] 의료기기 임상시험 관리기준 제2호(차)목(2022. 2. 18. 총리령 제1786호)

시험담당자

Subinvestigator, Sub-I

시험책임자의 위임 및 감독하에 임상시험과 관련된 업무를 담당하거나 필요한 사항을 결정하는 의사, 치과의사, 한의사 및 그 밖의 임상시험에 관여하는 사람.

* 의약품 등의 안전에 관한 규칙 [별표4] 의약품 임상시험 관리기준 제2호(코)목(2020. 10. 14. 총리령 제1650호)

시험대상자설명서

Informed consent

피험자설명서

시험책임자가 임상시험 참여에 대한 대상자(피험자)의 동의를 받기 위하여 대상자(피험자)에게 해당 임상시험과 관련한 모든 정보를 담아 제공하는 문서.

* 의약품 등의 안전에 관한 규칙 [별표4] 의약품 임상시험 관리기준 제2호(저)목(2020. 10. 14. 총리령 제1650호)
* 의료기기법 시행규칙 [별표3] 의료기기 임상시험 관리기준 제2호(저)목(2022. 2. 18. 총리령 제1786호)

시험대상자식별코드

Subject identification code

피험자식별코드

대상자(피험자)의 신원을 보호하기 위하여 시험책임자가 각각의 대상자(피험자)에게 부여한 고유 식별기호로써, 시험책임자가 이상반응 또는 그 밖의 임상시험 관련 자료를 보고할 경우에 대상자(피험자)의 성명 대신 사용하는 것.

* 의약품 등의 안전에 관한 규칙 [별표4] 의약품 임상시험 관리기준 제2호(머)목(2020. 10. 14. 총리령 제1650호)

* 의료기기법 시행1규칙 [별표3] 의료기기 임상시험 관리기준 제2호(머)목(2022. 2. 18. 총리령 제1786호)

시험대상자의 복지

Well-being of the trial subjects

피험자의 복지

임상시험에 참여하는 대상자(피험자)의 육체적 · 정신적 안녕을 말함.

* 의약품 등의 안전에 관한 규칙 [별표4] 의약품 임상시험 관리기준 제2호(러)목(2020. 10. 14. 총리령 제1650호)

* 의료기기법 시행규칙 [별표3] 의료기기 임상시험 관리기준 제2호(러)목(2022. 2. 18. 총리령 제1786호)

시험약

Investigational drug

임상시험용 의약품 중 대조약을 제외한 의약품.

* 의약품 등의 안전에 관한 규칙 [별표4] 의약품 임상시험 관리기준 제2호(차)목 (2020. 10. 14. 총리령 제1650호)

시험책임자

Principal investigator, PI

연구책임자, 책임연구자

시험기관에서 임상시험의 수행에 대한 책임을 갖고 있는 사람.

해당 시험의 운영 · 실시에 관하여 전반적인 책임을 지는 자로서, 임상시험검체분석기관의 경우 분석책임자를 말함.

* 의약품 등의 안전에 관한 규칙 [별표4] 의약품 임상시험 관리기준 제2호(초)목 (2020. 10. 14. 총리령 제1650호)

* 비임상시험관리기준 제3조제11항(2018. 11. 21. 식품의약품안전처 고시 제2018-93호)

식별 가능한

Identifiable

조사자가 해당 정보를 쉽게 확인하거나 개인의 신원과 연관시킬 수 있음을 의미. 식별자의 예로는 성명, 사회보장번호, 의료기록번호 또는 개별적으로 식별 가능한 살아있는 개인과 연결되도록 허용하는 데이터 등이 있음.

* Princeton Uni.

식별 정보가 제거된

De-identified

식별자가 제거된

개인 식별 정보를 삭제하여 개인 식별 정보와 연결된 개인 정보의 접근을 막는 것.

식별자

Identifier

데이터 항목에 이름을 부여하여 일시적으로 규정하거나, 그 데이터의 어떤 특성을 표시하기 위해서 사용하는 기호 또는 기호 집합. 이름을 붙이거나, 지시하거나, 위치를 나타내는 데 사용하는 부호. 식별자는 데이터 구조, 데이터 항목, 프로그램 위치 등에 관련됨. 자료 항목을 식별하거나 이름 붙일 때 등 데이터의 특정 성질을 나타내는 데 사용하는 문자나 문자의 집합.

신뢰구간

Confidence interval

점 추정치 주변의 근사치 또는 부정확도를 나타내는 범위. 오차한계라고도 함. 일반적으로 95% 신뢰구간이 표시됨. 따라서 실제 모집단 추정치가 신뢰구간 범위 내에 있다고 95% 확신함.

* Global Health Network

신생아

Newborn infant

분만 직후부터 독립된 자궁의 생활을 할 수 있는 능력을 획득할 때까지의 아이. 신생아는 생후 4주일까지를 의미. 이 기간에 신생아는 모체의 태 안에서 자동적으로 산소나 영양을 받고 있던 상태에서 자력으로 호흡이나 영양 섭취를 하게 되는 급격한 변화가 일어나고, 이에 따라서 초기의 체온의 강하, 생리적 체중의 감소, 신생아황달, 탯줄의 탈락 등의 여러 현상이 일어남. 감각면에서는 영양 섭취를 위한 흡인반사는 잘 발달되어 있으나, 미각은 대강의 맛 판별, 후각은 강한 악취에 대한 반응, 시각은 명암을 판별하는 정도이며, 청각은 생후 1주일경까지는 거의 반응을 나타내지 않음.

신속심의

Expedited review

신속심사

정규 회의가 아닌 위원장이나 선임된 위원에 의한 심의 절차로, 1) 이미 허가된 연구의 허가 기간 내에 사소한 연구변경(시험대상자 등록 종료, 참여기준의 사소한 확인, 모니터 요원의 변경 등), 2) 의약품/의료기기 임상시험 관리기준에서 규정한 신속심의 대상으로 이상약물/의료기기 이상반응, 종료보고, 식약처의 계획서 시정사항에 대한 처리, 임상시험 계획서의 사소한 변경에 대한 승인 등에 대해 심의하는 것.

신약

New drug

화학구조나 본질 조성이 전혀 새로운 신물질의약품 또는 신물질을 유효성분으로 함유한 복합제제 의약품으로써 식품의약품안전처장이 지정하는 의약품.

* 약사법 제2조제8호(2022. 1. 21. 법률 제18307호)

신약 승인 신청

Investigational new drug (IND) application

동물시험을 포함하여 전 임상시험 결과와 인체를 대상으로 하는 임상시험 결과를 종합하여 식약처에 의약품 시판허가를 신청하는 절차.

실마리정보

Signal

약물과 이상사례 간의 새로운 잠재적 인과관계 또는 알려진 관계의 새로운 측면을 제시하는 정보로써, 하나 또는 그 이상의 보고원으로부터 얻어지는 정보 중에서 분석할 만한 가치가 있는 정보이며, 그 관계가 유해한 것에 국한되지 않음.

* 의약품 등의 안전에 관한 규칙 [별표4의3] 의약품등 시판 후 안전관리 기준 제1호(카)목(2020. 10. 14. 총리령 제1650호)

실태조사

Inspection

식품의약품안전처장이 관련 규정에 따라 임상시험이 실시되었는지를 확인할 목적으로 시험기관, 의뢰자 또는 임상시험수탁기관 등의 모든 시설 · 문서 · 기록 등을 현장에서 공식적으로 조사하는 행위.

* 의약품 등의 안전에 관한 규칙 [별표4] 의약품 임상시험 관리기준 제2호(무)목(2020. 10. 14. 총리령 제1650호)

실행 불가능한

Impracticable

실현 불가능한

연구의 수행을 위태롭게 하는 정도의 고충 또는 번거로움으로 인하여 시행할 수 없는 경우. 단순한 불편을 의미하지 않음.

* Government of Canada TCPS 2

실험군

Experimental arm

실험 결과를 도출하기 위해 인위적 조작을 통해 환경 설정을 한 집단.

실험연구

Experimental study

통제된 상황에서 독립 변수를 조작하여 이에 따라 종속 변수에 어떠한 영향을 미치는지를 관찰하는 연구로 변수 사이의 인과관계를 규명할 수 있는 연구방법.

심각한 부작용

Serious side effects

다음과 같은 경우 부작용이 심각하다고 봄(사망, 생명의 위험, 입원, 장애, 선천성 이상, 장애를 예방하기 위해 조처가 필요한 경우). 1) 사망: 환자의 사망이 부작용의 결과라 의심될 경우, 2) 생명에의 위험: 환자의 생명에 위험이 있다거나 약물을 계속 사용하는 경우 환자의 사망이 우려되는 경우(예: 심장 페이스메이커의 실패, 위장관 출혈, 골수억제, 펌프 고장으로 인해 약제가 계속 투여되는 경우), 3) 입원(처음 혹은 입원 연장): 부작용의 결과로 환자가 입원하게 되거나 입원 기간이 연장되는 경우(예: 과민반응, 위막염성 장염, 출혈 등이 있어 입원이 초래되는 경우), 4) 장애: 부작용의 결과로 환자의 육체적 기능과 구조, 생리에 심각하고 지속적인 변화, 장애가 생기는

심각한 부작용(계속)

경우(예: 약물에 의한 혈액의 과응고 상태와 관련하여 발생한 뇌경색 등), 5) 선천성 이상: 임신전 혹은 임신기간 동안 약물에 노출되어 아이에게 나쁜 영향을 미칠 가능성이 의심되는 경우(예: 산모가 임신 중 DEB에 노출된 경우에 아이에서 질암의 빈도가 증가한 경우, 탈리도마이드와 관련된 기형), 6) 장애를 예방하기 위해 조처가 필요한 경우; 환자의 장애를 예방하기 위해 의학적 혹은 수술적 조처가 필요한 경우(예: 아세트아미노펜 과량에 의한 간독성을 치료하기 위해 아세틸시스테인 투여가 필요한 경우, 치료 도중의 방사선에 의한 화상, 골절된 뼈의 불유합을 방지하기 위해 장치된 기기에서 나사의 이상).

심리치료 시험

Psychotherapy trial

행동 장애 또는 기타 정신질환에 대한 하나 이상의 심리치료적 접근의 안전성 및/또는 효능을 테스트하는 임상시험.

* Government of Canada TCPS 2

심의 면제

IRB review exemption

연구대상자 및 공공에 미치는 위험이 미미한 경우로써, 국가위원회의 심의를 거쳐 보건복지부령으로 정한 기준에 맞는 연구는 기관위원회의 심의를 면제할 수 있음.

심의 면제(계속)

기관위원회의 심의를 면제할 수 있는 인간대상연구는 일반 대중에게 공개된 정보를 이용하는 연구 또는 개인식별정보를 수집 · 기록하지 않는 연구로, 다음 각 호의 어느 하나에 해당하는 연구. 1) 연구대상자를 직접 조작하거나 그 환경을 조작하는 연구 중 다음 각 목의 어느 하나에 해당하는 연구. (가) 약물투여, 혈액채취 등 침습적(侵襲的) 행위를 하지 않는 연구. (나) 신체적 변화가 따르지 않는 단순 접촉 측정장비 또는 관찰장비만을 사용하는 연구. (다)「식품위생법 시행규칙」 제3조에 따라 판매 등이 허용되는 식품 또는 식품첨가물을 이용하여 맛이나 질을 평가하는 연구. (라)「화장품법」 제8조에 따른 안전기준에 맞는 화장품을 이용하여 사용감 또는 만족도 등을 조사하는 연구, 2) 연구대상자 등을 직접 대면하더라도 연구대상자 등이 특정되지 않고「개인정보 보호법」 제23조에 따른 민감정보를 수집하거나 기록하지 않는 연구, 3) 연구대상자 등에 대한 기존의 자료나 문서를 이용하는 연구.

* 생명윤리 및 안전에 관한 법률 제15조제2항(2020. 12. 29. 법률 제17783호)

* 생명윤리 및 안전에 관한 법률 시행규칙 제13조(2021. 12. 30. 보건복지부령 제852호)

심의 보류

Table a motion

결정 보류, 보류

시간 부족, 정족수 부족 또는 특별한 상황으로 인하여 회의에서 심의할 수 없는 경우.

* KAIRB 행정간사분과위원회, HRPP분과위원회. IRB 행정 및 HRPP 운영 매뉴얼. 2판, 서울: 사단법인 대한기관윤리심의기구협의회; 2020. 61p

아동 방치

Child neglect

아동유기

- 아동을 돌보는 책임자가 아동의 영양적 · 정서적 · 신체적 필요를 제공하지 못하는 것.

아편유사제

Opioid

- 아편제제와 같은 작용을 가진 합성마약으로써 아편유도체가 아닌 것. 종류로는 heroin, meperidine, dihydromorphine (Dilaudid), methadone 등이 있음.
- 세포막의 아편제제 수용체와 상호작용함으로써 아편제제와 같은 효과를 나타내는 천연산 펩티드.

안락사

Euthanasia

소생할 가망이 없는 사람을 마취약 주사 등 고통이 없는 방법으로 사망하게 하는 것. 미국에서는 80개 이상의 주에서 자연사법(리빙윌)이 제정되어 있으며 "스스로 정한 사망방법, 죽을 권리"가 주장될 수 있음. 최근 네덜란드에서는 안락사가 법적으로 허용되었음. 우리나라에서도 안락사나 존엄사에 대한 논의가 빈번하게 거론되고 있지만 이것들에 대한 의학적 또는 법률적인 판단은 아직 명확하지 않음.

안전성

Safety

안전성은 위해의 가능성이 낮은 것을 의미. 이상반응(부작용, 유해반응)이 적게 발생하는 것은 안전성을 보여주는 것이지 안정성을 보여주는 것은 아님.

안정성

Stability

안정성은 물질이 물리화학적으로 변하지 않는 것을 의미. 어떤 물질이 상온에서 안정성이 없어서 저온 또는 극저온에서 보관해야 하는 경우가 있음. 임상시험에서는 안전성을 주로 보는 것이나, 안정성이 주 관심사는 아님.

암호화

Encrypt

| 의미를 숨기기 위해 정보를 한 형식에서 다른 형식으로 변경하는 것. 암호화를 사용하면 스크램블을 해제할 수 있는 사람만 단어 또는 데이터의 진정한 의미에 액세스할 수 있도록 단어 또는 데이터가 체계적인 방식으로 스크램블됨. 통신 및 데이터를 보다 잘 보호하려는 개인 및 조직을 위해 다양한 암호화 소프트웨어 패키지 및 서비스를 사용할 수 있음.

* Oregon Uni.

암호화된 정보

Coded information

| 직접 식별자는 정보에서 제거되고 코드로 대체. 코드에 대한 액세스 권한에 따라 특정 참가자를 재식별할 수 있음(예: 연구 책임자는 참가자의 코드 이름과 실제 이름을 연결하는 목록을 유지하므로 필요한 경우 데이터를 다시 연결할 수 있음).

* Government of Canada TCPS 2

약동학

Pharmacokinetics

약물동태학

| 약물이 신체에서 어떻게 흡수, 분포 및 제거되는지에 관한 연구.

약력학

Pharmacodynamics

| 약물의 생화학적 · 생리학적 효과와 작용기전에 대한 연구로써 약물의 화학적 구조와 작용 및 효과와의 상호관계 및 특정 약물의 작용과 효과에 대한 연구를 주로 취급하는 약리학의 한 분야.

약리학

Pharmacology

| 화학적 과정을 통하여 생체와 상호작용(interaction)하는 물질, 특히 조절분자와 결합한다거나 정상적인 신체의 과정들을 억제하거나 활성화하는 물질(substance)을 연구하는 학문.

약물감시

Pharmacovigilance

| 의약품 등의 이상사례 또는 안전성 관련 문제의 탐지, 평가, 해석, 예방에 관한 과학적 활동.

| 이상 반응 또는 기타 약물 관련 문제의 감지, 평가, 이해 및 예방과 관련된 과학 및 활동.

* 의약품 등 시판 후 안전관리 기준

* NIH

약물 남용

Substance abuse

알코올이나 약물을 불건전하게 사용함으로써 생기는 장애를 의미.

약물 대사

Metabolism (of a drug)

약물이 신체의 여러 기관에서 작용(흡수, 다른 물질로 전환 및 배설) 되는 방식.

약물 부작용

Adverse drug effect (ADE), Side effects of drugs

약을 사용할 때 기대하는 효과 외에 다른 장기에서 나타나는 원치 않는 효과를 총칭. 예를 들어, 혈압을 낮추기 위해 항고혈압제 사용 시, 혈압이 떨어지는 동시에 기관지수축이 일어나는 현상.

약물 유전학

Pharmacogenetics

- 약물 반응과 관련된 개인 간의 유전적 차이에 대한 연구 또는 약물에 대해서 유전적으로 조절되는 반응에 관한 연구.

약물유전체학

Pharmacogenomics

- 세포, 조직, 개인 및 인구 수준에서 질병 감수성 및 약물 반응과 관련된 개별 유전자 발현의 가변성에 대한 연구.

약물이상반응

Adverse drug reaction (ADR)

- 임상시험용 의약품의 임의 용량에서 발생한 모든 유해하고 의도하지 않은 반응으로, 임상시험용 의약품과의 인과관계를 부정할 수 없는 경우를 말함.
- 의약품 등을 정상적으로 투여 · 사용하여 발생한 유해하고 의도하지 아니한 반응으로, 해당 의약품등과의 인과관계를 배제할 수 없는 경우를 말하며, 자발적으로 보고된 이상사례 중에서 의약품등과의 인과관계가 알려지지 않은 경우에는 약물이상반응으로 봄. 다만, 보고자와 제조자/의뢰자 모두가 의약품등과 관련이 없다고 판단한 경우에는 약물이상반응에서 제외.

약물이상반응(계속)

* 의약품 등의 안전에 관한 규칙 [별표4] 의약품 임상시험 관리기준 제2호(파)목 (2020. 10. 14. 총리령 제1650호)
* 의약품 등의 안전에 관한 규칙 [별표4의3] 의약품등 시판 후 안전관리 기준 제1호 (차)목(2020. 10. 14. 총리령 제1650호)

양측 눈가림

Double blind

이중 맹검

연구대상자가 어느 군에 속하여 연구에 참여하고 있는지를 연구자와 연구대상자가 모두 모르는 경우.

역학

Epidemiology

유행병학

특정 인구의 건강 관련 상태 또는 사건의 분포, 결정 요인에 대한 연구 및 이 연구를 건강 문제 제어에 적용.

* Global Health Network

역할 연기

Role playing

현실에 일어나는 장면을 설정하고 여러 명의 사람들 각자가 맡은 역을 연기하여 비슷한 체험을 통해 특정한 일이 실제로 일어났을 때 올바르게 대처할 수 있게 하는 학습 방법 가운데 하나.

연구

Research

연구(硏究) 또는 연구방법론은 지식에 대한 탐구를 기반으로 한 인간의 활동이며 세상의 여러 측면에 대하여 인간이 새롭게 알게 되었거나 이미 존재하던 지식의 발견, 해석, 정정, 재확인 등에 초점을 맞추는 체계적인 조사를 일컫는 말.

연구 계획

Research design

연구 가설을 알려주는 데이터를 수집하기 위한 공식화되고 일반적으로 체계적인 계획.

* Global Health Network

연구 데이터 2차 사용

Secondary use of data for research

- 원래 1) 비연구 목적(예: 의료 관리 목적 또는 의료보험 청구 목적) 또는 2) 다른 연구 목적(예: 다르지만 관련 질병)으로 수집된 데이터.

연구대상자 모집

Recruitment

- 임상시험에서 대상자 모집은 적합할 수 있는 잠재적 대상자를 발견하여, 그들과 임상시험의 모든 측면에 대해 논의하고, 이해와 자발적인 참여를 보장하고, 후속적으로 임상시험 참여에 대한 동의를 얻는 과정임.

연구대상자(시험대상자)

Subject, Trial subject, Human subject, Participant

임상시험대상자, 임상시험피험자, 정보주체

- 인간대상연구의 대상이 되는 사람. 데이터, 생물학적 물질이나 연구자의 개입, 자극 또는 질문에 대해 응답하는 사람.
- 임상시험용 의약품을 투여받거나 대조군(對照群)에 포함되어 임상시험에 참여하는 사람.
- 임상시험용 의료기기의 적용 대상이 되거나 대조군에 포함되어 임상

연구대상자(시험대상자)(계속)

시험에 참여하는 사람.

| 시험대상자, 대체치료제가 없거나 생명을 위협하는 중대한 질환, 「희귀질환관리법」 제2조제1호에 따른 희귀질환, 그 밖에 난치질환 등을 가진 사람으로서 첨단재생의료 임상연구의 대상이 되는 사람.

| 처리되는 정보에 의하여 알아볼 수 있는 사람으로서 그 정보의 주체가 되는 사람.

* 생명윤리 및 안전에 관한 법률 제2조제2항(2020. 12. 29. 법률 제17783호)
* 의약품 등의 안전에 관한 규칙 [별표4] 의약품 임상시험 관리기준 제2호(너)목(2020. 10. 14. 총리령 제1650호)
* 의료기기법 시행규칙 [별표3] 의료기기 임상시험 관리기준 제2호(너)목(2022. 2. 18. 총리령 제1786호)
* 첨단재생의료 및 첨단바이오의약품 안전 및 지원에 관한 법률 제2조제4호(2020. 8. 1. 법률 제17472호)
* 개인정보보호법 제2조제3호(2020. 2. 4. 법률 제16930호)

연구부정행위

Research misconduct

| 연구개발 과제의 제안, 수행, 결과 보고 및 발표 등에서 위조, 변조, 표절, 부당한 저자 표시, 부당한 중복게재, 연구부정행위에 대한 조사 방해 행위, 그 밖에 각 학문분야에서 통상적으로 용인되는 범위를 심각하게 벗어나는 행위가 이루어진 경우.

* 연구윤리 확보를 위한 지침 제12조(2018. 7. 17. 교육부훈령 제263호)

연구비 협약

Funding agreement

기관과 연구자가 특정 보조금이나 수상에 대해 동의하는 조건을 명시한 서면 계약. 연구자의 책임, 계약 위반을 구성하는 것, 위반의 결과를 정의함.

연구비(연구보조금)

Grant

승인된 연구 프로젝트 또는 연구를 수행하기 위해 적격한 사람, 사람들 그룹(예: 연구 그룹) 또는 기타 단체(예: 연구 기관)에 금전적 지원, 재산 또는 둘 다를 제공하는 재정 지원 메커니즘.

연구윤리

Ethics of research

과학적 연구에 윤리원칙을 적용하는 것으로, 연구의 설계, 수행, 부정행위, 내부고발, 연구 규제 등을 다룸. 의학 연구윤리 중 가장 중요한 점은 연구대상자들의 자발적인 연구 참여 동의를 받아야 하고, 그들의 이익을 보호해야 할 책임이 있으며, 사생활, 민감정보, 권리를 보호해야 할 의무가 있음.

연구윤리교육 프로그램

Research ethics education and training

- 연구자가 연구를 수행하면서 지켜야 할 원칙이나 행동 양식에 대한 이해를 돕고 적용할 수 있도록 교육하는 것.
- 연구윤리는 좁은 의미로 연구자가 연구를 신청하고, 수행하며, 그 결과를 보고하는 과정에 지켜야 할 행동 양식임. 이러한 가치판단과 행동 양식을 교육하는 것.

연구윤리위원회

Research ethics board (REB)

- 연구자, 커뮤니티 구성원 및 특정 전문 지식(예: 윤리, 관련 연구 분야)을 가진 기타 기관이 기관의 관할권 내에서 또는 기관의 후원 하에 수행되는 인간과 관련된 모든 연구의 윤리적 수용 가능성을 검토하기 위해 설치된 기관으로, 주로 유럽과 영연방 국가에서 쓰이는 용어이며 우리나라의 기관생명윤리위원회와 성격은 같다고 할 수 있음.

연구자

Investigator

시험자

시험책임자, 시험담당자 및 임상시험조정자.

* 의약품 등의 안전에 관한 규칙 [별표4] 의약품 임상시험 관리기준 제2호(버)목 (2020. 10. 14. 총리령 제1650호)
* 의료기기법 시행규칙 [별표3] 의료기기 임상시험 관리기준 제2호(버)목(2022. 2. 18. 총리령 제1786호)

연구자 편향

Investigator bias

과학적으로 의미 있는 방향으로 데이터를 관찰하거나 해석하려는 무의식적인 편향으로 결과예측에 대한 연구자의 열정으로 생성됨.

연구자임상시험

Sponsor-investigator trials

임상시험자가 외부의 의뢰 없이 안전성, 유효성이 검증되지 않은 의약품 또는 허가(신고)되어 시판 중인 의약품으로 허가(신고)되지 아니한 새로운 효능, 효과, 새로운 용법, 용량에 대해 독자적으로 수행하는 임상시험. 연구자가 임상시험의 개발로 인한 상업적 이권을 가지고 있어 해당 연구에 이해상충이 있음을 설명하기 위한 용어로, 연

연구자임상시험(계속)

구자 주도형 임상시험(investigator initiated trial, IIT)과는 구분이 필요함.

- 임상시험자가 외부의 의뢰 없이 안전성, 유효성이 검증되지 않은 의약품 또는 허가(신고)되어 시판 중인 의약품으로 수행하는 임상시험을 말함.

* 의약품 임상시험 계획 승인에 관한 규정 제2조3호(2021. 2. 25. 식품의약품안전처 고시 제2021-12호)

연구중지

Suspension

일시중지

- 연구 승인 만료일까지 지속심의가 이루어지지 않았거나, 연구대상자의 권리 · 안전 · 복지에 영향을 줄 수 있는 이상반응, 위반사항 등이 발생한 경우, IRB에서는 해당 연구에 대해 연구중지를 결정할 수 있음. 사안에 따라서 연구는 영구 중지되거나 일시 중지될 수 있음. 중지된 연구는 해당 연구의 모든 연구 관련 행위 일시 중지, 현재 진행 중인 연구대상자의 연구절차 중지(연구대상자의 복지와 권리 보호에 위해가 없는 경우), 새로운 연구대상자 등록이 중지됨.

* KAIRB 행정간사분과위원회, HRPP분과위원회. IRB 행정 및 HRPP 운영 매뉴얼. 2판, 서울: 사단법인 대한기관윤리심의기구협의회; 2020. 76p, 115p

연구지침

Research directive

연구자가 연구 활동을 하는 데 있어서 가져야 할 권리와 책임, 의무에 관한 일반적인 사항과 연구윤리에 관한 사항을 규정한 것.

연구책임자

Principal investigator

「생명윤리 및 안전에 관한 법률」에서 기관에서 연구수행에 대한 책임을 갖고 있는 사람.

「의약품 및 안전에 관한 규칙」에서는 시험책임자라고 함.

연방차원의 법령준수확약

Federal wide assurance

연방법령준수확약

연방차원의 법령준수확약은 미국법령 45 CFR 46에 따른 인간대상연구에 참여하는 연구대상자보호프로그램의 법령을 모두 준수하겠다는 서면확약으로, 미국보건복지부(DHHS)의 기금을 받아 수행하는 임상시험기관이 벨몬트 보고서와 Common Rule에 부합하여 연구를 진행하겠다는 문서상의 확약을 DHHS 산하 인간연구대상자 보호국(OHRP)으로부터 받는 것.

영아급사증후군

Sudden infant death syndrome

한 살 이하의 건강한 아기가 아무런 조짐이나 원인 없이 갑자기 사망했을 경우에 내리는 진단.

예방법

Prophylactic measure

질병을 방어하거나 예방하기 위해 취한 조치.

예방의학

Preventive medicine

개인 또는 특정 인구집단의 건강과 안녕을 보호, 유지, 증진하고 질병의 발생, 경과, 평가, 성쇠와 그것에 영향을 미치는 원인을 연구하여 장애와 조기 사망을 예방하는 것을 전문으로 하는 의학의 한 분야.

예비 기간

Screening period

스크리닝 기간

스크리닝 기간이란 임상시험에 참여하는 연구대상자를 대상으로 임상시험참여요건에 해당하는 자인지를 가늠하는 선별단계를 의미. 연구대상자가 무작위군에 배당되어 임상시험을 시작하기 전까지는 스크리닝 기간임.

예비 연구

Pilot study

타당성을 평가하고 본 연구의 설계를 알리기 위한 본 연구의 작은 버전.

* Government of Canada TCPS 2

예비심의

Preliminary review

기초 심의

IRB 심의를 위해 제출된 서류들을 본 심의로 자료를 넘기기 전에 IRB 행정부서에서 누락된 서류여부, 추가 서류여부 또는 명확히 해야 할 사항들을 확인하는 절차.

예상되는 위험

Anticipated risk

예상되는 불편

연구에 참여함으로써 발생할 수 있는 위험의 예상. 위험은 연구에 참여함으로써 생기는 위해나 손상(신체적 · 정신적 · 사회적 · 경제적 등) 발생 가능성의 확률 정도를 말함.

예상하지 못한 문제

Unanticipated problem

연구 기간 동안 혹은 연구 후에 발생할 수 있는 사건(내부 또는 외부의 이상반응보고, 부상, 부작용, 비밀보장 위반, 사망 혹은 다른 문제를 포함)으로써, 1) 한 명 이상의 대상자 혹은 그 외의 사람에게 손상을 일으키거나 혹은 손상의 위험을 증가시킬 가능성이 있으며, 2) 예상하지 못한 결과, 3) 연구와 관련성이 있는 경우.

예상하지 못한 문제의 보고

Reporting unanticipated problems

임상시험 중 또는 이후에 임상시험에서 발생한 모든 예상하지 못한 문제에 대해 대상자가 적절한 의학적 처치를 받을 수 있도록 하고, 그 사실을 대상자에게 알림. 그리고 시험책임자는 임상시험 계획서에서 정한 기간 내에 그 계획서에서 정한 보고방법에 따라 서면으로 의뢰자에게 보고하여야 함.

예상하지 못한 약물이상반응

Unexpected adverse drug reaction, Unexpected ADR

임상시험자 자료집 또는 의약품의 첨부 문서 등 이용 가능한 의약품 관련 정보에 비추어 약물이상반응의 양상이나 위해의 정도에서 차이가 나는 것.

* 의약품 등의 안전에 관한 규칙 [별표4] 의약품 임상시험 관리기준 제2호(거)목(2020. 10. 14. 총리령 제1650호)

예상하지 못한 의료기기이상반응

Unexpected adverse device effect, Unexpected ADE

임상시험자자료집 또는 의료기기의 첨부문서 등 이용 가능한 의료기기 관련 정보에 비추어 의료기기이상반응의 양상이나 위해의 정도에서 차이가 나는 것.

* 의료기기법 시행규칙 [별표3] 의료기기 임상시험 관리기준 제2호(거)목(2022. 2. 18. 총리령 제1786호)

예후

Prognosis

질병의 가능한 결과 또는 경과; 회복 또는 재발 가능성. 또는 어떤 병의 앞으로의 경과나 결과를 미리 예상하는 것을 말하는데, 암의 경우는 보통 5년 생존율로 따짐. 예후가 좋다는 말은 치료가 용이하고 생존율이 높다는 의미.

완화

Remission

일시적 차도, 경감

질병의 징후와 증상이 감소하거나 사라지는 기간. '완화'라는 용어는 질병이 완치되었다고 자신 있게 말할 수 없을 때 사용.

완화치료

Palliative care

신체적 · 심리사회적 · 영적 통증 및 기타 문제의 조기 식별 및 평가와 치료를 통해 고통을 예방 · 완화함으로써 생명을 위협하는 질병과 관련된 문제에 직면한 환자 및 그 가족의 삶의 질을 향상시키는 접근 방식.

* Global Health Network

외부 의뢰 연구

Externally-sponsored research

호스트 국가에서 수행되었지만 후원, 자금 지원, 때때로 전체 또는 부분적으로 외부 국제 또는 국내 조직이나 제약 회사가 호스트 국가의 적절한 당국, 기관 및 직원의 협력 또는 동의를 받아 수행하는 연구.

* Global Health Network

외부점검

External audit

외부감사

조직 및 기관과 이해관계가 없는 자가 임상시험실시기관이 임상시험과 관련된 법률이나 규정을 준수하는지 점검하는 것.

외상 후 스트레스 장애

Post traumatic stress sisorder (PTSD)

압도적으로 충격적인(무서운) 사건을 경험, 목격 또는 사건에 참여함으로써 발생할 수 있는 심리적 상태. 증상에는 신경과민, 두려움, 집중력 저하, 근육 떨림 및 과호흡이 포함될 수 있음. 증상이 사건 직후에 발생할 수 있지만, 장애는 종종 몇 달 또는 몇 년 후에 나타나기도 남.

* Global Health Network

요구사항

Requirements

연구를 진행함에 있어 의무적으로 요구되는 요소들. 예를 들어, 「생명윤리 및 안전에 관한 법률」상 지켜야 할 사항 등.

우생학

Eugenics

유전 법칙을 응용해서 인간 종족의 개선을 연구하는 학문. 유전학의 한 분야로, 1883년에 영국의 유전학자 골턴(Galton)이 제창함. 인류의 유전적 소질을 향상시키고 감퇴시키는 사회적 요인을 연구하여 유전적 소질의 개선을 꾀함. 인류를 유전학적으로 개량할 것을 목적으로 하여 여러 가지 조건과 인자 등을 연구하는 학문. 유전학, 의학, 통계학 등을 기초로 함.

우수 실험실 운영기준

Good laboratory practice (GLP)

실험실관리기준

의약품, 화장품 등의 안전성 평가를 하여 실시하는 각종 독성시험의 신뢰성을 보증하기 위하여 연구인력, 실험시설, 장비, 시험방법 등 시험의 전 과정에 관련되는 모든 사항을 조직적 · 체계적으로 관리하는 규정.

우수 의약품 제조 관리기준

Good manufacturing practice (GMP)

의약품제조관리기준

GMP란 우수한 의약품을 제조하기 위하여 공장에서 원료의 구입부터 제조, 출하 등에 이르는 모든 과정에 필요한 관리기준을 규정한 것.

원자료

Raw data

실험이나 조사가 진행되는 동안 수집한 원래의 자료로, 새로운 형태로의 전환이나 가공이 되기 전의 최초의 형태를 지닌 자료. 연구 수행의 근거가 됨.

위반 연구자

Deviation investigator

연구자가 임상연구를 진행하면서, 관련 법령 및 규정, IRB 내규, 임상시험 관리기준(GCP), 기관 SOP, 승인된 연구계획서를 따르지 못한 경우.

위약

Placebo

효능이 있는 약과 동일하게 보이도록 만들어졌거나 효능이 있는 약처럼 환자에게 제공되지만 효과가 없는 약.

위약대조연구

Placebo-control study

연구의 편향을 최소화하기 위해 시험군과 대조군을 설정한 뒤, 시험군에는 활성성분이 있는 제제를 사용하고 대조군에는 약효는 없고 색깔, 크기, 형태, 맛 등은 똑같은 제제를 사용하여 결과를 비교하는 연구설계.

위약효과

Placebo effect

약효가 전혀 없는 거짓 약을 진짜 약으로 가장하여 환자에게 복용토록 했을 때 환자의 병세가 호전되는 효과.

위양성

False positive

위양성 또는 1종 오류(type I error)는 통계상 실제로는 음성인데 검사 결과는 양성이라고 나오는 것.

위원 목록

Roster

위원 목록으로 각 위원의 전공, 성별, 기관 소속 유무, 지정위원 유무 등의 정보를 기록해 놓은 문서.

위음성

False negative

거짓 음성 또는 2종 오류(type II error)는 통계상 실제로는 양성인데 검사 결과는 음성이라고 나오는 것.

위해성 관리

Risk management

안전성 · 유효성에 관하여 특히 검토하여야 하는 사항이 있는 의약품에 대하여 그 안전성 · 유효성에 관한 정보수집, 조사, 시험, 위해성 발생의 최소화를 도모하기 위한 활동.

* 의약품 등의 안전에 관한 규칙 [별표4의3] 의약품등 시판 후 안전관리 기준 제1호 (자)목(2020. 10. 14. 총리령 제1650호)

위험 이득 평가

Risk-benefit assessment

임상연구 시작 전 예측 가능한 위험과 이익을 분석하는 것. 임상시험에서 예측되는 위험과 불편을 충분히 고려하여 대상자 개인과 사회가 얻을 수 있는 이익이 그 위험과 불편보다 크거나 이를 정당화할 수 있다고 판단되는 경우에만 임상시험을 실시하여야 함.

＊ KGCP

위험성 평가

Risk assessment

연구에 참여함으로써 발생할 수 있는 모든 위험에 대한 평가.

위험성의 정당성

Reasonableness of risk

IRB 심사 시 위험 이득평가를 할 때 고려할 사항으로, 연구대상자에게 주어지는 위험이 예상되는 이득을 고려할 때 합당한 경우.

위험인자

Risk factor

| 질병이나 부상의 발생 가능성을 높이는 모든 속성, 특성 또는 개인의 노출.

* Global Health Network

유능한 사람

Competent person

결정능력 보유자

| 제공된 정보의 의미를 이해하고 이를 기반으로 결정을 내릴 수 있는 사람.

유도

Inducement

유인책

| 연구에 참여하는 대가로 예비 참가자에게 제공되는 것. 일반적인 예로는 돈과 음식이 있음. 유도는 연구에서 일반적이며 부당하지 않은 한 적절함. 연구의 잠재적인 유도 및 기타 이점은 각 연구의 개별적 특성과 지리적 영역을 고려할 수 있는 연구윤리위원회에 의해 사례별로 고려되어야 함.

유도만능줄기세포

Induced pluripotent stem cell (iPSC)

특정 배아 유전자를 체세포에 도입하여 형성되는 배아줄기세포와 유사한 만능줄기세포의 일종.

* Government of Canada TCPS 2

유병률

Morbidity

이환율

병에 걸리는 정도를 표시하는 통계적 지표. 즉 어떤 감염에 대한 접촉이나 혹은 방사선 등에 폭로되었을 때, 어떤 병이나 손상을 입게 될 정도.

유산

Miscarriage

태아의 생존력이 완성되기 이전(대개 임신 20주 이내, 태아의 무게 500g 이하)에 태아가 자궁 밖으로 나오는 것.

유전 정보

Genetic information

유전자 전달

- 진단 또는 결정을 위해 DNA, RNA 및 미토콘드리아 DNA, 염색체 또는 단백질과 같은 핵산 검사를 포함하여 개인 또는 그 혈족의 유전적 특성의 존재 여부를 결정하는 검사 유전적 특성.
- 인체유래물을 분석하여 얻은 개인의 유전적 특징에 관한 정보.

* 생명윤리 및 안전에 관한 법률 제2조제14호(2020. 12. 29. 법률 제17783호)

* Oregon Uni.

유전공학

Genetic engineering

- DNA 분자에 포함된 정보를 변경하기 위해 유전자를 제거, 수정 또는 추가하는 기술. 이 정보를 변경함으로써 유전공학은 유기체가 생산할 수 있는 단백질의 유형 또는 양을 변경함.

유전병

Inherited disease

- 유전자에 의하여 일어나는 신체적 · 정신적인 이상의 총칭. 유전성 질환이라고도 함.

유전부호

Genetic code

길게 늘어서 있는 DNA사슬의 유전정보가 각각의 아미노산에 대응하여 단백질의 합성에 사용될 수 있게 읽혀지는 방법.

유전상담

Genetic counseling

유전자 상담

유전성 질환이나 선천성 이상, 그 외에도 유전자 연구 및 검사 분야에서 환자나 그 가족에게 의학적 · 유전적 정보를 제공하는 소통의 과정으로, 심리적 · 사회적으로 관련되는 문제에 대해서 상담을 통해 환자와 그 가족이 정확한 정보(의학적 · 유전학적 정보)에 대한 충분한 이해를 가지고 자율적으로 대응하여, 자신이 처한 상황에 적응해 나갈 수 있도록 지원하는 전문 임상 실천과정의 하나.

유전성 질환

Genetic disease

유전자의 변화나 돌연변이 또는 염색체의 변화로 인해 발생하는 질병이나 상태.

유전자 교환

Crossing over, Crossingover

유전자 교차, 유전자 교배, 염색체교차

감수분열 전기에 나타나는 상동염색체 교환으로 일어나는 유전자 재조합의 일종.

유전자 변동

Gene alteration

어떤 원인으로든 유전자서열이 변화되어 단백질합성에 장애를 초래하는 것. 염색체변형 등도 해당됨.

유전자 부동

Genetic drift

유전적 부동, 유전 변이

생물 집단의 생식 과정에서 유전자의 무작위 표집으로 나타나는 대립형질의 발현 빈도 변화를 가리키는 생물학 용어.

유전자 선별

Genetic screening

유전자 선별검사

- 특정 표현형에 대한 유전적 소인이 있거나 유전질환이나 장애가 있는 자손을 낳을 위험이 있는 개인을 식별하기 위한 검사.
- 특정한 계획을 수립하여 특정한 개체군이나 그 개체군의 일부에 대해 대규모로 실시되는 체계적인 유전자검사.

유전자 이식

Gene transfer

- 유전자 또는 유전자군을 인위적으로 세포에 도입하여 그 유전자군을 발현시키거나 또는 그 세포의 게놈에 다른 유전자(군)를 부가하는 조작.

유전자 재조합 자문위원회

Recombinant DNA advisory committee (RAC)

재조합 DNA 자문 위원회

- 미국의 유전자 치료 연구를 감독하는 미국국립보건원(NIH) 패널.

유전자 재조합기술

Recombinant DNA technology

DNA 조각을 함께 연결(재결합)하는 데 사용되는 일련의 절차. 재조합 DNA 분자는 2개 이상의 서로 다른 DNA 분자의 단편으로 구성됨(재결합). 특정 조건에서 재조합 DNA 분자는 세포에 들어가 자율적으로(자체적으로) 또는 염색체에 통합된 후에 복제할 수 있음.

유전자 풀

Gene pool

유성 생식 유기체 집단의 생식 구성원이 소유한 총 유전 정보.

유전자검사

Genetic testing

인체유래물로부터 유전정보를 얻는 행위로써 개인의 식별 또는 질병의 예방 · 진단 · 치료 등을 위하여 하는 검사.

* 생명윤리 및 안전에 관한 법률 제2조제15호(2020. 12. 29. 법률 제17783호)

유전자치료

Gene therapy

| 질병의 예방 또는 치료를 목적으로 인체 내에서 유전적 변이를 일으키거나, 유전물질 또는 유전물질이 도입된 세포를 인체로 전달하는 일련의 행위.

| 외부에서 유전자를 주입하여 이상이 생긴 유전자를 치료하는 방법. 원하는 유전자를 세포 안에 넣어 형질을 발현시켜 잘못된 유전자의 기능을 대신하거나 잘못된 유전자를 대치하는 방법. 체세포(비생식) 또는 생식계열(생식) 세포의 유전 구조를 변경하여 유전질환을 치료.

* 생명윤리 및 안전에 관한 법률 제2조제16호(2020. 12. 29. 법률 제17783호)

유전자치료제

Genetic therapy product

| 유전물질의 발현에 영향을 주기 위하여 투여하는 것으로써 유전물질을 함유한 의약품 또는 유전물질이 변형 · 도입된 세포를 함유한 의약품.

* 첨단재생의료 및 첨단바이오의약품 안전 및 지원에 관한 법률 제2조제5호(나)목 (2020. 8. 1. 법률 제17472호)

유전자형

Genotype

유전형

개인의 유전적 구성; 유전자의 특성화.

유전적 소인

Genetic predisposition to disease

특정 조건에서 활성화될 수 있는 유전적 수준의 질병에 대한 잠재된 감수성.

유전체

Genome

게놈

염색체에 전달되는 유전자를 구성하는 모든 DNA를 포함한 유기체의 모든 유전 정보.

유전체학

Genomics

특정 유전자의 기능, 상호작용, 유전자의 활성화 및 억제를 포함한 세포 또는 유기체의 유전 정보를 고속 처리 기술을 사용하여 종합적으로 연구.

유전학

Genetics

형질이 가족에게 어떻게 전달되고 유전자가 건강과 질병에 어떻게 관련되는지에 대한 연구.

유행병

Epidemic

전염병

질병, 특정 건강 관련 행동 또는 기타 건강 관련 사건의 사례가 지역 사회 또는 지역에서 정상수치를 넘어 발생하는 것.

유효성

Effectiveness

시험방법유효성 확인

환자의 비순응(noncompliance), 탈락(drop-out), 투약오류 등 실제 진료환경에서 발생할 수 있는 여러 경우를 감안해서도 효과가 있는지(우월성 또는 비열등성)를 보는 것임. 따라서 효과성은 주로 '있다'와 '없다'의 이분성으로 판단됨.

유효용량 확인연구

Dose finding study, Dose-ranging study

용량확인연구

가장 안전하고 효과 있는 용량을 결정하기 위해 각기 다른 용량으로 시행되는 임상시험의 일종.

윤리강령

Code of ethics

윤리강령은 기관이나 단체의 구성원들이 옳고 그름의 차이를 이해하고 현실적 상황의 결정에 적용하는 것을 돕기 위해 조직에 의해 채택된 가치기준.

윤리규정

Ethical guidelines

윤리 지침

윤리원칙 및 관행 기준을 준수할 책임과 관련된 결정을 지원하는 지침 문서.

윤리심의

Ethical Review

제출된 계획서에 대해 과학적 · 윤리적 기준에 부합되는지를 검토하고 승인하는 일련의 과정.

윤리위원회

Independent ethics committee (IEC)

의료전문가와 의료전문가가 아닌 회원으로 구성된(기관별, 지역별, 국가별 또는 초국가적 심사위원회 또는 위원회와 같은) 독립적인 개체. 그들의 책임은 시험에 참여한 임상시험대상자의 권리, 안전 및 복지를 보장하는 것이고 임상시험대상자의 사전동의를 얻고 기록할 때 사용되어야 하는 시험계획서 및 담당자, 시설의 적합성과 시험에 사용되는 방법 또는 물질에 대한 의견을 검토하고 승인하거나 의견을 제공함으로써 시험을 공식적으로 보증하는 것. 윤리위원회에 관련된 법적 자격, 구성, 기능 운영 및 규정은 국가별로 다를 수 있으나 이 가이드라인에 합의된 임상시험 관리기준(GCP)을 따라야 함.

응급 사용을 위한 면제

Emergency use exemption

응급상황 사용승인

응급상황 사용승인은 의사(전문의)가 더 이상 치료수단 등이 없는 환자에 대해 임상시험용의약품 사용이 필요하다고 판단하는 경우 진단서, 환자 동의서, 제약업체 등으로부터 받은 임상시험용의약품 제공 의향서 등을 준비하여 식약처에 신청 후 승인받아 사용하면 됨. 한 명의 환자를 대상으로 하는지 다수 환자를 대상으로 하는지에 따라 규제 요건이 달라짐.

응급상황의 임상시험용의약품 사용

Emergency use investigational new drug

임상시험계획승인 전에 응급으로 임상시험용의약품을 사용할 수 있도록 하는 것.

응급의료

Medical emergency

응급상황

사람의 생명이나 장기 건강에 즉각적인 위험을 초래하는 급성 부상 또는 질병.

응급의료 연구에서 동의유보

Waiver of consent in emergency medicine research

응급상황 연구에서의 연구대상자 동의 면제

응급상황에서 스스로 동의할 수 없고 대리동의해 줄 사람도 없는 경우에 연구자가 환자를 연구에 등록하는 경우를 일컫는 것이나, 현재는 아주 특수한 경우를 제외하고 규정으로 금지하고 있음.

응급피임

Emergency contraception (EC)

응급 성교 후 경구 피임법(EPOC) 또는 '사후 피임약'이라고도 함. 보호되지 않은 성관계를 가진 여성이 72시간 이내에 사용할 수 있는 피임법의 한 형태. 가장 일반적으로 사용되는 응급피임법은 12시간 간격으로 하루에 두 번 복용하는 호르몬 알약.

의료 보험정보 이동 및 책임에 관한 법률

Health insurance portability and accountability act (HIPAA)

미국 의료 정보 보호법, 건강보험 정보의 이전 및 그 책임에 관한 법률, 의료보험의 이전과 그에 수반하는 책임에 관한 법률

미국에서 1996년에 제정된 법률. 보건의료체계의 효율성을 높이고자 의료 관련 행정 및 금융 자료의 전자교환을 표준화하는 법률. 일상적인 의료업무 차원에서 수집되는 개인의 건강에 관한 정보를 그

의료 보험정보 이동 및 책임에 관한 법률(계속)

이외의 목적으로 이용하는 것을 건강정보의 이차적 이용이라고 정의한 후 이를 원칙적으로 금지하고 있음.

* 건강생활관리서비스 사업모형 연구 부록2: 미국 HIPAA의 개인정보 보호, 조용운 등, 보험연구원 보고서, 2014. 7., 보험연구원

의료기기

Medical device

사람이나 동물에게 단독 또는 조합하여 사용되는 기구 · 기계 · 장치 · 재료 또는 이와 유사한 제품.

의료기기이상반응

Adverse device effect (ADE)

임상시험용 의료기기로 인하여 발생한 모든 유해하고 의도하지 않은 반응으로써, 임상시험용 의료기기와의 인과관계를 부정할 수 없는 경우.

* 의료기기법 시행규칙 [별표3] 의료기기 임상시험 관리기준 제2호(파)목(2022. 2. 18. 총리령 제1786호)

의료보험

Health insurance

넓은 의미로 피보험자가 상해 · 질병 · 임신 · 출산 · 사망 등 인간의 생물학적 사고로 활동능력을 잃거나, 의료처치로 인해 불이익을 받거나 수입 감소가 있을 경우, 그 치료를 위한 비용이나 수입 감소액을 보상하는 것을 목적으로 하는 보험의 총칭.

의료인

Health care provider

질병이나 장애 식별, 예방, 치료에 도움을 주는 사람.

의무기록

Medical record

환자의 질병에 관한 사항(가족이력, 과거질병이력, 수술처치 이력 등 포함)과 병원이 치료를 위해 시행한 모든 사항이 기록된 문서.

의사결정 능력

Decision-making capacity

제시된 관련 정보(예: 연구 목적, 예측 가능한 위험 및 잠재적 이점)를 이해하고 이 정보를 기반으로 한 결정의 잠재적 결과를 이해하는 잠재적 또는 실제 참가자의 능력.

* Government of Canada TCPS 2

의약품

Pharmaceutical product

질병, 장애 또는 기타 질병의 의학적 진단, 치료 또는 예방에 사용하기 위한 모든 화학 물질.

이득

Benefit, Anticipated benefit, Potential benefit

예상되는 이득, 잠재적인 이득

연구에 참여함으로 참여자의 질환을 개선시킬 수 있을 가능성. 연구에 참여함으로써 연구대상자의 질환 개선에 도움이 되는 직접적 이득과 연구를 통한 의과학의 진보를 통해 사회와 다른 사람에게 도움을 줄 수 있는 간접적 이득으로 나누어 볼 수 있음.

이상반응

Adverse event (AE)

이상사례

| 임상시험용 의약품을 투여한 시험대상자에게 발생한 모든 유해하고 의도하지 않은 징후(徵候, sign, 실험실 실험 결과의 이상 등을 포함), 증상(症狀, symptom) 또는 질병을 말하며, 해당 임상시험용 의약품과 반드시 인과관계를 가져야 하는 것은 아님.

| 임상시험 중 피험자에서 발생한 모든 의도하지 않은 징후(徵候, sign, 실험실 실험 결과의 이상 등을 포함), 증상(症狀, symptom) 또는 질병을 말하며, 해당 임상시험용 의료기기와 반드시 인과관계를 가져야 하는 것은 아님.

| 의약품 등의 투여 · 사용 중 발생한 바람직하지 않고 의도되지 아니한 징후(sign), 증상(symptom) 또는 질병을 말하며, 해당 의약품 등과 반드시 인과관계를 가져야 하는 것은 아님.

* 의약품 등의 안전에 관한 규칙 [별표4] 의약품 임상시험 관리기준 제2호(타)목(2020. 10. 14. 총리령 제1650호)

* 의료기기법 시행규칙 [별표3] 의료기기 임상시험 관리기준 제2호(타)목(2022. 2. 18. 총리령 제1786호)

* 의약품 등의 안전에 관한 규칙 [별표4의3] 의약품등 시판 후 안전관리 기준 제1호(아)목(2020. 10. 14. 총리령 제1650호)

이온화 방사선

Ionizing radiation

| 원자나 분자에서 전자를 방출하기에 충분한 에너지를 가진 입자, X선 또는 감마선으로 구성된 방사선.

이종요법

Allopathic

질병이나 병태생리학적 과정을 치료하거나 억제하기 위해 약리학적 활성 약제 또는 물리적 개입의 주류 의학적 사용을 언급하기 위해 동종요법사들과 대체의학 지지자들이 흔히 사용하는 표현.

이종이식

Heteroplastic transplantation, Xenotransplantation, Heterographs

이종이식술은 동물로부터 얻어진 기관이나 조직, 세포 등을 치료적 목적으로 사람에게 이식하는 것.

이중 위약

Double dummy placebo

시험군과 대조군에 사용하는 임상시험용 약의 개수가 다른 경우 대상자와 시험자에서 이중맹검유지가 되지 않기 때문에, 약의 개수를 맞추기 위해 위약을 추가하는 것.

이중맹검

Double-blind study

연구참가자와 연구자가 테스트 중인 중재를 받고 있는지 또는 실제 의학적 중재 또는 위약이 될 수 있는 비교 중재를 받고 있는지 모두 알지 못하는 연구설계. 일반적으로 동물에서 인간으로의 이식을 설명하는 데 사용됨.

이질

Dysentery

장, 특히 결장의 염증을 특징으로 하고 복통과 혈액 및 점액을 포함한 빈번한 변을 동반하는 다양한 장애. 원인에는 화학적 자극제, 박테리아, 원생동물 및 기생충이 포함됨.

* Global Health Network

이차적 이용

Secondary use

현재의 연구 목적 이외의 목적으로 원래 수집된 정보 또는 인간 생물학적 물질의 연구에 사용.

* Government of Canada TCPS 2

이타주의

Altruism

연구 참여의 대가로 예상되는 타인의 이득에 대한 이기적이지 않은 생각.

이해상충

Conflict of interest

이해충돌

의학연구의 일차적 목적은 윤리적으로 적절한 방식으로 사람들의 건강을 증진시키기 위해 필요한 지식을 생산하는 것임. 그러나 연구자, 연구기관, 의뢰자, 연구윤리위원회 그리고 정책담당자들은 다른 이해관심(예컨대 과학적 인정이나 금전적 이득)을 가질 수 있으며 이는 연구의 윤리적 수행에 영향을 미칠 수 있음. 그런 의학연구의 일차적 목적과 이차적 이해관심의 충돌이 이해충돌이라 정의됨.

* CIOMS 가이드라인

이형성

Dysplasia

형성이상, 형성장애

성숙세포의 형상, 크기, 구성에 있어서의 변화. 분화와 성숙 모두에서 이상이 나타나 세포의 크기와 모양이 불규칙할 뿐만 아니라 핵의 염색상도 변하여 핵은 농염되고 세포배열의 규칙성이 소실되는 현상.

* 의학용어큰사전. 1판

익명

Anonymous

익명정보는 익명처리 시 개인식별 정보를 완전히 삭제하거나 ID를 재부여하더라도(일련번호가 아닌) 무작위로 부여하고, matching table이나 특정 algorithm이 추후 존재하지 않게 함으로써, 정보처리자를 포함한 누구라도 원정보로의 복구를 불가능하게 한 것.

익명 정보

Anonymized information, Anonymous information

익명화된 정보.

익명화(匿名化)

Anonymization

개인식별정보를 영구적으로 삭제하거나, 개인식별정보의 전부 또는 일부를 해당 기관의 고유식별기호로 대체하는 것.

* 생명윤리 및 안전에 관한 법률 제2조제19호(2020. 12. 29. 법률 제17783호)

익명화된 데이터

Anonymized data, Non-identifiable material

개인식별 정보를 삭제하거나 알아볼 수 없는 형태로 변환한 데이터. 익명으로 수집되었거나 직접 또는 간접적인 개인식별 정보를 포함하지 않는 방식으로 익명화된 연결되지 않은 기록 또는 생물학적 샘플을 포함. 이러한 자료의 경우, 기록 또는 샘플과 해당 기록 또는 샘플의 출처였던 사람의 신원 간에 연결이 불가능함.

* Global Health Network

인간 유전체 연구

Human genome research

인간의 DNA를 구성하는 염기서열을 밝히고, 인간 유전체의 물리적 · 기능적 관점에서 모든 유전자를 찾아내며, 유전자의 위치를 특정하며, 유전자 구조순서를 밝혀내는 연구.

인간대상연구

Human subject study

사람을 대상으로 물리적으로 개입하거나 의사소통, 대인 접촉 등의 상호작용을 통하여 수행하는 연구 또는 개인을 식별할 수 있는 정보를 이용하는 연구로써, 보건복지부령으로 정하는 연구.

인간대상연구(계속)

사람을 대상으로 물리적으로 개입하는 연구(연구대상자를 직접 조작하거나 연구대상자의 환경을 조작하여 자료를 얻는 연구), 의사소통, 대인 접촉 등의 상호작용을 통하여 수행하는 연구(연구대상자의 행동관찰, 대면 설문조사 등으로 자료를 얻는 연구), 개인을 식별할 수 있는 정보를 이용하는 연구(연구대상자를 직접 · 간접적으로 식별할 수 있는 정보를 이용하는 연구)가 해당됨. 단, 국가나 지방자치단체가 공공복리나 서비스 프로그램을 검토 · 평가하기 위해 직접 또는 위탁하여 수행하는 연구, 「초 · 중등교육법」 제2조 및 「고등교육법」 제2조에 따른 학교와 보건복지부장관이 정하여 고시하는 교육기관에서 통상적인 교육실무와 관련하여 하는 연구는 인간대상연구에 포함되지 아니함.

* 생명윤리 및 안전에 관한 법률 제2조제1항(2020. 12. 29. 법률 제17783호)

* 생명윤리 및 안전에 관한 법률 시행규칙 제2조(2021. 12. 30. 보건복지부령 제852호)

인간연구대상자 보호국

Office for human research protections (OHRP)

연구대상자안전국

미국보건복지부 산하 인간연구대상자 보호국은 미국보건복지부의 연구비를 받는 임상연구에 대한 윤리감독을 수행하는 기관임. 기본 임무는 Common rule로 알려진 연구 관련 미연방법을 검토, 제정하고, IRB에 교육제공, 연구윤리에 대한 지침 제시, 의학윤리의 이슈에 대해 미국보건복지부 장관에게 조언을 제공함.

* HHS.gov. Office for Human Research Protections [인터넷]. U.S. Department of Heath & Human Services: 2022 [cited 2022 June18]. Available from: https://www.hhs.gov/ohrp/index.html

인간존중

Respect for person

- 인간을 자율성을 가진 존재로 대우하며 인권과 기본적 자유를 존중하는 것. 인간대상연구에 있어서는 사회적 · 과학적 이득보다 개인의 인권과 복지를 우선시하는 것을 의미함.
- 인간의 본질적인 가치와 그에 대한 존중과 배려. 여기에는 자율성을 존중하고 자율성이 발달, 손상 또는 감소된 사람들을 보호해야 하는 이중 도덕적 의무가 포함되어 있음.

* 생명윤리와 인권에 관한 보편 선언

인권

Human rights

- "모든 인간이 누릴 수 있는 기본적 권리와 자유"를 의미. 종종 인권으로 생각되는 권리와 자유의 예로는 생명권, 자유, 표현의 자유 및 법 앞의 평등과 같은 시민적 · 정치적 권리가 있음.

인도주의적 사용 목적의 의료기기

Humanitarian use device (HUD)

- 미국 규정 21 CFR 814.3(n)에 정의된 바와 같이, HUD는 "매년 미국에서 8천 명 미만의 환자에서 발생하거나 발현되는 질환이나 증상의 치료 또는 진단을 위해 환자에게 사용되는 의료기기"를 말함.

* HDE 면제권자, 임상시험심사위원회(IRB), 임상 시험자 및 U.S. FDA 직원 등을 위한 지침서/식약처

인도주의적 사용을 위한 의료기기 면제

Humanitarian device exemption (HDE)

인도주의적 의료기기 적용면제

인도주의적 의료기기 적용면제(HDE)는 시판전 승인(pre-market approval, PMA)신청과 유사한 신청이지만, 미국 식품의약품화장품법의 섹션 514와 515의 유효성 요건으로부터 면제됨. HDE에 대한 U.S. FDA의 승인은 섹션 520(m) 규정에 명시된 특수한 이익 및 사용 제한사항에 따라 HDE의 승인을 통해 신청자로 하여금 인도주의적 사용 목적의 의료기기(HUD)의 시판을 허가함.

* HDE 면제권자, 임상시험심사위원회(IRB), 임상 시험자 및 U.S. FDA 직원 등을 위한 지침서/식약처

인종

Race, Ethnicity, Ethnic group

공통의 신체적 · 사회적 · 문화적 특성을 공유하는 사람들로 구성된 인구집단.

인증

Accreditation

정부기관에 속하지 않은 관련 단체의 전문가들이 평가대상에 대해 미리 정해진 평가기준에 의거하여 수준 또는 적합성을 인증해주는 것. 예를 들어, AAHRPP (association for the accreditation of hu-

인증(계속)

man research protection program) 인증.

미정부에서 승인하는 인가, 단체에서 인정(recognition)과는 다른 의미를 가지고 있음.

인지 장애

Cognitively impaired

정신 장애(예: 정신병, 신경증, 성격, 행동 장애 또는 치매) 또는 인지, 감정 기능에 영향을 미치는 발달 장애로 인해 판단 및 추론 능력이 현저히 감소된 개인. 약물이나 알코올의 영향을 받거나 의존하는 사람, 뇌에 영향을 미치는 퇴행성 질환을 앓고 있는 사람, 말기 환자, 심각한 신체 장애를 가진 사람도 최선의 이익을 위해 결정을 내리는 능력이 손상될 수 있음.

* Princeton Uni.

인체세포

Human cell

인체에서 유래한 줄기세포 · 조혈모세포 · 체세포 · 면역세포, 이종세포 등 대통령령으로 정하는 세포, 조직 및 장기를 말함. 다만, 「인체조직안전 및 관리 등에 관한 법률」 제3조제1호에 따른 인체조직과 「장기등 이식에 관한 법률」 제4조제1호에 따른 장기 등은 제외.

* 첨단재생의료 및 첨단바이오의약품 안전 및 지원에 관한 법률 제2조제2호(2020. 8. 1. 법률 제17472호)

인체유래물

Human derived materials, Human biological material, Biological specimen

인체로부터 수집하거나 채취한 조직 · 세포 · 혈액 · 체액 등 인체구성물 또는 이들로부터 분리된 혈청, 혈장, 염색체, DNA (deoxyribonucleic acid), RNA (ribonucleic acid), 단백질 등.

* 생명윤리 및 안전에 관한 법률 제2조제11호(2020. 12. 29. 법률 제17783호)

인체유래물연구

Human materials research project

인체유래물을 직접 조사 · 분석하는 연구.

* 생명윤리 및 안전에 관한 법률 제2조제12호(2020. 12. 29. 법률 제17783호)

인체유래물은행

Biobank

인체유래물 또는 유전정보와 그에 관련된 역학정보(疫學情報), 임상정보 등을 수집 · 보존하여 이를 직접 이용하거나 타인에게 제공하는 기관.

* 생명윤리 및 안전에 관한 법률 제2조제13호(2020. 12. 29. 법률 제17783호)

일차심의자

Primary reviewer

초기심사자, 책임심사자

책임심사자는 제출된 임상시험 계획서를 포함한 연구에 관한 전반적인 내용을 검토하고 계획서의 승인 여부를 결정하는 의견을 IRB 회의 시에 제시할 수 있으며, IRB가 취해야 할 결정이나 행동을 제안하는 역할을 하고 자신이 검토한 연구에 대한 토론을 이끌어 가는 사람.

일측 눈가림

Single blind

단일 맹검

임상시험에 사용되는 시험약제를 누가 투여받는지를 연구자는 알고 연구대상자는 모르는 경우 또는 그 반대로 연구자는 모르고 연구대상자는 아는 경우.

임상약리학

Clinical pharmacology

약물이 인간에게 미치는 약리학적 특성, 효과, 반응, 활용방안 등에 대해 연구하는 학문으로 독성, 안전성, 약동학 및 약력학을 포함.

임상 자료

Clinical data, Clinical trial data

임상시험 데이터

임상시험에서 얻어진 자료.

임상 조사

Clinical investigation

임상적 조사

임상연구의 한 부분으로써 연구자가 환자와 직접 상호작용하여 임상적 정보를 취득하는 과정.

임상 행위

Clinical practice

임상진료

환자의 신체적 · 정신적 상태에 대한 진단, 치료, 관리 등을 위한 기술이나 방법 등을 수행하는 의료적 활동.

임상시험

Clinical trial, Clinical study

| 의약품 등의 안전성과 유효성을 증명하기 위하여 사람을 대상으로 해당 약물의 약동(藥動) · 약력(藥力) · 약리 · 임상적 효과를 확인하고 이상반응을 조사하는 시험(생물학적 동등성시험을 포함). 다만, 「첨단재생의료 및 첨단바이오의약품 안전 및 지원에 관한 법률」 제2조제3호에 따른 첨단재생의료 임상연구는 제외.

| 임상시험에 사용되는 의료기기의 안전성과 유효성을 증명하기 위하여 사람을 대상으로 시험하거나 연구하는 것.

* 약사법 제2조제15호(2022. 1. 21. 법률 제18307호)

* 의료기기법 시행규칙 [별표3] 의료기기 임상시험 관리기준 제2호(가)목(2022. 2. 18. 총리령 제1786호)

임상시험 결과보고서

Clinical trial report, Clinical study report

결과보고서, 임상연구 보고서

| 임상시험에서 얻은 결과를 임상적 · 통계적 측면에서 통합하여 기술한 문서.

* 의약품 등의 안전에 관한 규칙 [별표4] 의약품 임상시험 관리기준 제2호(사)목(2020. 10. 14. 총리령 제1650호)

* 의료기기법 시행규칙 [별표3] 의료기기 임상시험 관리기준 제2호(사)목(2022. 2. 18. 총리령 제1786호)

임상시험 계획서

Protocol

연구계획서

1) 해당 임상시험의 배경이나 근거를 제공하기 위하여 임상시험의 목적, 연구방법론, 통계적 고려사항, 관련 조직 등을 기술한 문서, 2) 해당 임상시험의 배경이나 근거를 제공하기 위해 임상시험의 목적, 대상, 시험(연구)방법론, 통계적 고려 사항, 관련 조직 등을 기술한 문서.

* 의약품 등의 안전에 관한 규칙 [별표4] 의약품 임상시험 관리기준 제2호(라)목 (2020. 10. 14. 총리령 제1650호)

* 의료기기법 시행규칙 [별표3] 의료기기 임상시험 관리기준 제2호(라)목(2022. 2. 18. 총리령 제1786호)

임상시험 관련 자료의 직접열람

Direct access

직접열람

임상시험 수행 상태 및 결과 평가에 중요한 기록이나 문서를 조사 · 분석 · 평가 · 재구성하도록 허용하는 것을 말하며, 임상시험 관련 자료의 직접열람을 하는 개인 또는 기관 등은 대상자의 신원이나 의뢰자 관련 정보에 대해 비밀보장의 의무를 가짐.

* 의약품 등의 안전에 관한 규칙 [별표4] 의약품 임상시험 관리기준 제2호(구)목 (2020. 10. 14. 총리령 제1650호)

임상시험 관리기준에 관한 국제조화회의

International conference on harmonization-guideline for good clinical practice (ICH-GCP)

국제의약품규제조화위원회 임상시험 관리기준

- ICH라는 회의에서 만들어진 문서로, 의약품의 효능과 안전성을 평가하는 임상시험의 통일된 기준.

임상시험 관리약사

Clinical trial pharmacist

- 임상시험실시기관의 장이 임상시험용 의약품의 적정한 관리를 위하여 해당 임상시험실시기관의 약사 중에서 지정한 자. 다만 임상시험의 특성에 따른 시험책임자의 요청을 받은 경우, 심사위원회의 의견을 들어 시험책임자 또는 시험담당자로 하여금 임상시험용 의약품을 관리하게 할 수 있음.
- 임상시험용 의약품은 해당 임상시험실시기관의 시험책임자와 관리약사가 관리책임을 짐.

* 의약품 등의 안전에 관한 규칙 [별표4] 의약품 임상시험 관리기준 제5호(나)목7 (2020. 10. 14. 총리령 제1650호)

* 의약품 등의 안전에 관한 규칙 [별표4] 의약품 임상시험 관리기준 제7호(바)목1 (2020. 10. 14. 총리령 제1650호)

임상시험 기본문서

Essential document

기본문서

임상시험의 수행과 그로부터 얻은 자료의 품질에 대한 개별적 또는 전체적 평가에 사용되는 모든 문서(전자문서를 포함).

* 의약품 등의 안전에 관한 규칙 [별표4] 의약품 임상시험 관리기준 제2호(퍼)목(2020. 10. 14. 총리령 제1650호)

* 의료기기법 시행규칙 [별표3] 의료기기 임상시험 관리기준 제2호(퍼)목(2022. 2. 18. 총리령 제1786호)

임상시험 등록

Clinical trial registry

헬싱키 선언(제35조)에 따라 대상자를 직접 관찰하는 코호트 등의 관찰연구 및 중재연구(임상시험) 등 모든 종류의 임상연구는 첫 연구대상자를 모집하기 이전에 공개적으로 접근이 가능한 데이터베이스(primary registry)에 연구정보를 공개해야 함. 이는 긍정적이거나 유망한 결과를 가진 임상시험의 문헌들만 선택되어 출판되는 정보의 비뚤림을 교정하기 위함이며, 우리나라의 임상시험 관리기준(KGCP)은 2013년 개정된 헬싱키 선언의 준수를 원칙으로 명시하고 있으므로, 임상시험 등록은 모든 연구자와 의뢰자가 준수해야 할 의무임.

임상시험 및 대상자보호프로그램

Human research protect program (HRPP)

인간연구대상자 보호프로그램

임상시험실시기관이 임상시험에 참여하는 시험대상자의 안전과 권리의 보호 및 복지 향상을 위하여 수립한 포괄적인 정책 및 모든 규정, 이를 위한 조직과 인력 및 수행하는 모든 활동을 포괄적으로 말함.

임상시험 변경계획서

Protocol amendment

변경계획서

임상시험 계획서의 내용을 변경하거나 임상시험 계획서의 불분명한 부분을 명확하게 다시 기술한 문서.

* 의약품 등의 안전에 관한 규칙 [별표4] 의약품 임상시험 관리기준 제2호(마)목(2020. 10. 14. 총리령 제1650호)

* 의료기기법 시행규칙 [별표3] 의료기기 임상시험 관리기준 제2호(마)목(2022. 2. 18. 총리령 제1786호)

임상시험 실시기준

Good clinical practice (GCP)

의약품 임상시험 관리기준

의약품 등의 제조판매 승인신청 시에 제출해야 하는 자료 중 임상시험의 시험성적에 관한 자료의 수집을 목적으로 하는 임상시험 및 허

임상시험 실시기준(계속)

가 후에 실시하는 임상시험을 대상으로 함. 임상시험에 관한 계획·시행, 실시, 모니터링, 점검, 자료의 기록 및 분석, 임상시험 결과보고서 작성 등에 관한 준수사항을 정함으로써, 피험자의 권익보호와 비밀보장을 도모함과 동시에 임상시험의 과학적인 질과 성적의 신뢰성을 확보하는데 그 목적을 두고 있음.

* 의약품 등의 안전에 관한 규칙 [별표4] 의약품 임상시험 관리기준 제1호(2020. 10. 14. 총리령 제1650호)

임상시험 실시장소

Trial site

임상시험과 관련된 활동이 실제로 수행되는 장소.

임상시험 코디네이터

Clinical research coordinator (CRC)

임상시험 수행 및 시험대상자 보호와 관련된 경험과 지식을 갖추고 시험책임자의 책임하에 기준 및 관계 법령에 맞게 시험책임자가 위임한 업무를 수행하는 사람. 과거에는 임상연구 간호사로 지칭함.

* 의약품 등의 안전에 관한 규칙 [별표4] 의약품 임상시험 관리기준 제2호(추)목(2020. 10. 14. 총리령 제1650호)

임상시험계약서

Contract

계약서

임상시험에 관여하는 둘 또는 그 이상의 당사자 간에 이루어지는 서면 합의서로, 업무의 위임 및 분담, 의무사항, 필요한 경우 재정에 관련된 사항 등이 자세히 기록되고 날짜 및 서명이 기재된 문서.

* 의약품 등의 안전에 관한 규칙 [별표4] 의약품 임상시험 관리기준 제2호(포)목 (2020. 10. 14. 총리령 제1650호)

임상시험계획승인제도

Investigational new drug application (IND)

임상시험계획승인신청

인체를 대상으로 한 안전성 · 유효성자료 수집을 목적으로 해당 의약품을 사용하여 임상시험을 실시하고자 하는 자가 식품의약품안전처장의 승인을 신청하는 과정.

* 의약품 임상시험 계획 승인에 관한 규정 제2조1호(2021. 2. 25. 식품의약품안전처 고시 제2021-12호)

임상시험모니터요원

Monitor, Clinical research associate (CRA)

모니터요원, 임상시험관리자

임상시험의 모니터링을 담당하기 위하여 의뢰자가 지정한 자.

* 의약품 등의 안전에 관한 규칙 [별표4] 의약품 임상시험 관리기준 제2호(토)목 (2020. 10. 14. 총리령 제1650호)

임상시험수탁기관

Contract research organization (CRO)

임상시행대행기관

임상시험과 관련된 의뢰자의 임무나 역할의 일부 또는 전부를 대행하기 위하여 의뢰자로부터 계약에 의해 위임받은 개인이나 기관.

* 의약품 등의 안전에 관한 규칙 [별표4] 의약품 임상시험 관리기준 제2호(조)목 (2020. 10. 14. 총리령 제1650호)

임상시험실시 지원기관

Site management organization (SMO)

지원기관

임상시험실시기관의 장과 계약에 따라 경험과 지식을 갖춘 임상시험 코디네이터를 임상시험실시기관에 배치하여 시험책임자의 책임하에 위임받은 업무를 수행할 수 있도록 지원하는 기관.

* 의약품 등의 안전에 관한 규칙 [별표4] 의약품 임상시험 관리기준 제2호(쿠)목 (2020. 10. 14. 총리령 제1650호)

임상시험실시기관

Institution

시험기관

식품의약품안전처장이 별도로 지정하는 의료기관 또는 특수연구기관으로, 실제 임상시험이 실시되는 기관.

* 의약품 등의 안전에 관한 규칙 [별표4] 의약품 임상시험 관리기준 제2호(소)목 (2020. 10. 14. 총리령 제1650호)

임상시험심사위원회

Institutional review board

계획서(변경계획서를 포함)나 대상자로부터 서면동의를 얻기 위해 사용하는 방법이나 제공되는 정보를 검토하고 지속적으로 확인함으로써 임상시험에 참여하는 대상자의 권리, 안전, 복지를 위하여 시험기관에 독립적으로 설치한 상설위원회(약사법, 의료기기법에서는 임상시험심사위원회라 하고, 생명윤리법에서는 기관생명윤리위원회라 함).

* 의약품 등의 안전에 관한 규칙 [별표4] 의약품 임상시험 관리기준 제2호(오)목 (2020. 10. 14. 총리령 제1650호)

임상시험용 의료기기

Investigational device

- 임상시험에 사용되는 시험기기 및 대조기기.

* 의료기기법 시행규칙 [별표3] 의료기기 임상시험 관리기준 제2호(자)목(2022. 2. 18. 총리령 제1786호)

임상시험용 의료기기 사용승인

Investigational device exemption

- 안정성과 효과를 입증하기 위한 임상시험에서 임상시험용 의료기기의 사용을 승인하는 것.

임상시험용 의약품

Investigational product

- 시험약 및 대조약을 말함.
- 실험실에서 테스트를 거쳐 미국식품의약국(FDA)이 사람을 대상으로 테스트하도록 승인한 물질. 실험용 약물, investigational new drug (IND), 연구용 약제 및 연구용 신약이라고도 함.

* 의약품 등의 안전에 관한 규칙 [별표4] 의약품 임상시험 관리기준 제2호(자)목(2020. 10. 14. 총리령 제1650호)

임상시험의 준수

Compliance

준수

| 계획서 및 관련 규정에 따라 임상시험을 실시하는 것.

* 참고: 미준수(non-compliance)는 임상시험 관련 선언, 법, 규정을 지키지 않는 것을 의미하고, 위반(violation)은 임상시험 계획서를 지키지 않는 것을 말하지만, 우리나라에서는 이 두 가지를 혼용하여 미준수로 사용하고 있음.

* 의약품 등의 안전에 관한 규칙 [별표4] 의약품 임상시험 관리기준 제2호(루)목 (2020. 10. 14. 총리령 제1650호)

임상시험의 품질보증

Quality assurance (QA)

임상시험의 신뢰성 보증, 품질보증, 신뢰성보증업무

| 임상시험, 자료의 수집, 기록 및 문서 작성, 보고 등에 관한 모든 사항이 의약품 임상시험 관리기준, 의료기기 임상시험 관리기준, 의료기기법 제24조와 관계 법령을 준수하였는지 여부를 사전에 계획된 바에 따라 체계적으로 확인하는 것.

| 비임상시험성적 또는 임상시험검체분석성적의 신뢰성을 확인하기 위해 운영책임자 또는 임상시험검체분석기관의 장이 지명하는 자에 의하여 이루어지는 해당 시험이나 시설에 대한 감사 및 그 밖의 관련 업무.

* 의약품 등의 안전에 관한 규칙 [별표4] 의약품 임상시험 관리기준 제2호(노)목 (2020. 10. 14. 총리령 제1650호)

* 의료기기법 시행규칙 [별표3] 의료기기 임상시험 관리기준 제2호(노)목(2022. 2. 18. 총리령 제1786호)

* 비임상시험관리기준 제3조제13항(2018. 11. 21. 식품의약품안전처 고시 제2018-93호)

임상시험의뢰자

Sponsor

의뢰자, 시험의뢰자

임상시험의 계획 · 관리 · 재정 등에 관련된 책임을 갖고 있는 개인, 회사, 실시기관 및 단체.

* 의약품 등의 안전에 관한 규칙 [별표4] 의약품 임상시험 관리기준 제2호(보)목 (2020. 10. 14. 총리령 제1650호)

임상시험자 자료집

Investigator's brochure (IB)

임상시험용 의약품, 임상시험용 의료기기와 관련된 임상 정보 및 비임상 정보를 정리하여 시험자에게 제공하는 자료집.

* 의약품 등의 안전에 관한 규칙 [별표4] 의약품 임상시험 관리기준 제2호(고)목 (2020. 10. 14. 총리령 제1650호)

* 의료기기법 시행규칙 [별표3] 의료기기 임상시험 관리기준 제2호(고)목(2022. 2. 18. 총리령 제1786호)

임상시험자료의 품질관리

Quality control (QC)

품질관리

임상시험과 관련한 행위나 활동이 적정한 수준에서 이루어지고 있음을 품질보증체계에 따라 구체적으로 검증하는 행위 및 그 기법.

* 의약품 등의 안전에 관한 규칙 [별표4] 의약품 임상시험 관리기준 제2호(도)목(2020. 10. 14. 총리령 제1650호)
* 의료기기법 시행규칙 [별표3] 의료기기 임상시험 관리기준 제2호(도)목(2022. 2. 18. 총리령 제1786호)

임상시험조정자

Coordinating investigator

각 임상시험실시기관의 시험책임자 중에서 다기관임상시험에 참여하는 시험자 사이의 의견을 조정할 권한과 의무를 갖는 사람.

* 의약품 등의 안전에 관한 규칙 [별표4] 의약품 임상시험 관리기준 제2호(어)목(2020. 10. 14. 총리령 제1650호)
* 의료기기법 시행규칙 [별표3] 의료기기 임상시험 관리기준 제2호(어)목(2022. 2. 18. 총리령 제1786호)

임상적 동등성

Clinical equipoise

임상적 균형

무작위배정연구의 경우에 실험군과 대조군에 속한 모두에게 시행되는 어떤 중재술도 어느 한쪽에게 유리하게 작용하지 않는다는 가정, 즉 두 군 모두에게 기대되는 결과에 차이가 없을 것을 가정하는 것으로 무작위배정의 윤리적 근거가 될 수 있음.

* The Oxford textbook of Clinical Research pp.247

임상적 보류결정

Clinical hold

미국 FDA의 명령으로 허가를 위해 제출된 연구의 진행을 연기하거나 현재 진행 중인 연구의 중지를 요구하는 것.

* FDA홈페이지

임상적 성능시험

Clinical performance study

체외진단의료기기의 성능을 증명하기 위하여 검체를 분석하여 임상적 · 생리적 · 병리학적 상태와 관련된 결과를 확인하는 시험.

* 체외진단의료기기법 제2조제3호(2019. 4. 30. 법률 제16433호)

임신

Pregnancy

자궁에서 발생하는 수정(정자에 의한 난자의 수정)과 출생 사이의 상태. 인간의 경우 임신은 약 288일 동안 지속됨.

임신 가능성이 있는 여성

Women of childbearing potential

폐경되기 전의 여성으로서 임신의 가능성이 있는 모든 여성.

임신 중 약물 사용

Drug use-in-pregnancy

임신부가 임신 중에 복용하게 되는 약물로, 임신부의 50% 이상이 처방 또는 비처방(일반 의약품) 약물을 사용하거나 임신 중 사회적인 약물(담배와 알코올과 같은) 또는 불법약물을 때로 사용하며, 임신 중의 약물 사용은 증가하고 있음. 일반적으로 많은 약물이 태아에게 유해할 수 있으므로 필요한 경우가 아니면 임신 중에는 약물을 사용하지 않아야 함.

* MSD 매뉴얼

임질

Gonorrhea

임균

임질균에 의해 발생하는 성병. 임질은 종종 남성과 여성 모두에게 무증상일 수 있지만, 일반적으로 생식기 분비물, 고통스러운 배뇨, 요도의 염증 및 감염, 여성의 경우 생식관 염증이 특징.

* Global Health Network

입회자

Witness

해당 임상시험과는 무관하고, 임상시험에 관련된 자들에 의해 부당하게 영향을 받지 않을 수 있는 자로서, 대상자가 글을 읽을 수 없거나 기타 사유로 서면동의 과정에 입회하여 모든 서면정보를 대신하여 읽게 되는 자.

자격

Qualification

특정 교육 커리큘럼의 관련 직위 범주에서 직위 자격 내에서 훈련을 완료했거나 자격 영역에 대한 지식이 있음을 입증하는 직원의 능력.

자궁내 장치

Intrauterine device (IUD)

자궁내 피임장치

T자 모양의 작은 플라스틱 피임 기구를 구리로 감싸거나 호르몬을 함유한 자궁에 삽입함. 최소 5년 동안 효과가 지속되며 전 세계적으로 가장 널리 사용되는 피임법. IUD는 STI/HIV로부터 보호하지는 않음.

* Global Health Network

자료 연결

Data linkage

연구 목적을 위해 둘 이상의 개별 데이터 세트(예: 동일한 개인에 대한 건강 정보 및 교육 정보)를 병합하거나 분석.

자료안전성모니터링위원회

Data safety monitoring board (DSMB), Data monitoring committee (DMC)

자료안전성위원회

주기적으로 임상시험의 진행과정, 안정성 자료 및 중요한 유효성 평가변수를 평가하고 시험의 지속, 수정 또는 중지에 대해 의뢰자에게 조언할 수 있도록 의뢰자가 설치할 수 있는 자료모니터링위원회.

자문위원

Ad hoc advisor

특정 연구윤리 심사를 위해 그리고 해당 심사 기간 동안 연구윤리위원회의 자문을 받은 관련 지식과 전문성을 갖춘 사람. 임시 고문은 연구윤리위원회의 구성원이 아님.

* Government of Canada TCPS 2

자발성

Voluntariness

임상연구에의 참여는 자발성이 기본적인 요소이며, 이는 강제성과 부당한 압력이 없는 상태에서의 주체적 결정에 따라야 함.

자율성

Autonomy

자기결정권

- 정보를 이해하고 자발적으로 행동할 수 있는 능력; 연구 참여 여부와 같이 자신의 행동에 대한 결정을 내리기 위해 자신의 판단을 사용할 수 있는 개인의 능력.
- 다른 사람의 부당한 영향이나 간섭 없이 대안을 고려하고, 선택하고, 행동할 수 있는 개인적 능력.

* Government of Canada TCPS 2

잔여난자

Residual ovum, Residual egg

- 체외수정에 이용하고 남은 인간의 난자.

* 생명윤리 및 안전에 관한 법률 제2조제5호(2020. 12. 29. 법률 제17783호)

잔여배아

Residual embryo

- 체외수정(體外受精)으로 생성된 배아 중 임신의 목적으로 이용하고 남은 배아.

* 생명윤리 및 안전에 관한 법률 제2조제4호(2020. 12. 29. 법률 제17783호)

잠재적 연구대상자

Potential subject, Prospective participants

| 연구 참여에 적합할 것으로 예상되고, 아직 연구 참여에 동의하지 않은 대상자.

장려책

Incentive

유인

| 연구 참여를 장려하기 위해 참가자에게 금전 또는 기타 제공되는 모든 것.

* Government of Canada TCPS 2

재식별

Reidentification

| 익명의 연구 정보를 정보제공자와 맞추는 것.

| 추가정보 또는 행위자가 달리 보유하고 있는 다른 정보나 공개된 정보와의 결합, 대조, 비교 등을 통해 특정 개인을 알게 되거나 알아보려 하는 상태 또는 행위.

재심사

Re-examination

신약, 식품의약품안전처장이 정하는 신약에 준하는 전문의약품 등에 대하여 최초 허가일 이후부터 법 제32조에 따른 기간 이내에 허가과정에서 나타나지 않았던 이상사례 등을 조사 · 확인하여 안전성 · 유효성을 다시 평가하는 제도.

* 의약품 등의 안전에 관한 규칙 [별표4의3] 의약품등 시판 후 안전관리 기준 제1호 (나)목(2020. 10. 14. 총리령 제1650호)

재평가

Reevaluation

이미 허가된 의약품에 대한 안전성, 유효성, 의약품동등성을 최신의 · 약학적 수준에서 재검토하여 평가하는 제도.

* 의약품 등의 안전에 관한 규칙 [별표4의3] 의약품등 시판 후 안전관리 기준 제1호 (다)목(2020. 10. 14. 총리령 제1650호)

재활

Rehabilitation

재활 치료

장애를 가진 사람이 가질 수 있는 최적의 기능을 성취하고 유지하거나, 삶의 질을 향상시키기 위해 이루어지는 모든 치료.

저위험

Low risk

연구에 의해 생길 수 있는 위험이나 불편함의 가능성과 강도가 정상적인 건강인의 일상생활이나 일상적인 신체검사, 심리검사에서 발생하는 것보다 약간 큰 것(예: 단순 X-ray 촬영 등을 포함한 연구).

저작권

Copyright

문학, 음악 또는 예술 작품의 복제물을 만들고 처분할 수 있는 특정 기간 동안 법에 의해 부여된 독점적 권리. 미국에서 저작권은 저자의 수명에 50년을 더한 기간 동안 부여됨. 공동저작물의 경우, 최후의 공동저자의 사망에 50년을 더한 것. 어느 경우든 저작권은 저작자가 사망한 후 50년이 되는 해의 말까지 존속됨.

저항성

Resistance

항생제가 더 이상 듣지 않게 되는 경우나 인슐린이 더 이상 효과가 없어지는 경우에 내성으로 표현하는 경우도 있지만, 이보다는 저항성이라고 표현하는 것이 좀 더 정확함.

적응형 임상시험

Adaptive design clinical trial

연구대상자의 데이터(보통 중간 데이터) 분석을 기반으로 한 연구 설계 및 가설의 하나 이상의 특정 측면을 수정하기 위해 전향적으로 계획된 기회를 포함하는 연구를 의미함. 축적된 연구 데이터의 분석은 연구 내에서 전향적으로 계획된 시점에서 수행되고, 완전 맹검 방식 또는 비맹검 방식으로 수행될 수 있으며, 공식적인 통계적 가설 테스트의 유무에 관계없이 발생할 수 있음.

전문의약품

Ethical drug

전문의약품은 반드시 처방전이 있어야 구매할 수 있으며, 부작용의 위험성이 일반의약품보다 크기 때문에 용법과 용량에 대한 의사의 진단과 지시에 따라 사용해야 하는 의약품을 의미.

전산화 시스템 검증

Validation of computerized systems

컴퓨터화된 시스템의 지정된 요구사항이 설계에서 시스템의 폐기 또는 새 시스템으로 전환할 때까지 일관되게 충족될 수 있음을 설정하고 문서화하는 프로세스. 밸리데이션에 대한 접근 방식은 시스템의 의도된 사용과 인간대상자 보호 및 시험 결과의 신뢰성에 영향을 미칠 수 있는 시스템의 잠재력을 고려한 위험 평가를 기반으로 해야 함.

전임상시험

Preclinical study

다양한 세포주를 이용한 세포실험과 동물들에게 시험해보는 동물시험 등을 포함. 사람에게 적용하기 전에 이런 전임상연구를 통해 효능과 효과를 확인하고 안전성에 대한 충분한 자료를 얻은 후에 이를 토대로 식품의약품안전처(MFDS) 등의 허가를 받아야 비로소 사람에게 적용하는 임상시험을 할 수 있음.

전향적 배정

Prospective assignment of participants

하나 이상의 중재를 포함하는 연구 참가자에게 중재를 할당. 예상 배정은 무작위로 배정되거나 연구 조건과 관련된 특정 기준에 따라 배정될 수 있음.

* Princeton Uni.

전향적 연구

Prospective study

후향적 연구와 달리 사건이 발생함에 따라 노출 및 질병 결과에 대한 데이터를 수집하는 연구.

* Global Health Network

전후 비교

Before-and-after study

실험 그룹의 연구참여자의 결과를 새로운 중재가 가능하기 전에 치료된 환자의 결과와 비교하는 대조 연구. 이를 '역사적 통제'라고 함.

* Global Health Network

점검

Audit

해당 임상시험에서 수집된 자료의 신뢰성을 확보하기 위하여 해당 임상시험이 계획서, 의뢰자의 표준작업지침서 및 관련 규정 등에 따라 수행되는지를 의뢰자 등이 체계적 · 독립적으로 실시하는 조사.

* 의약품 등의 안전에 관한 규칙 [별표4] 의약품 임상시험 관리기준 제2호(부)목 (2020. 10. 14. 총리령 제1650호)

점검기록

Audit trail

점검 절차를 재현할 수 있도록 문서화한 것.

* 의약품임상시험관리기준 제2조제53호(2008. 6. 27. 식품의약품안전청고시 제2008-39호)

점검보고서

Audit report

점검자가 점검에서 확인된 사항에 대해 연구자 또는 관련 담당자에게 전달하기 위해 작성 · 발행되는 문서.

점검확인서

Audit certificate

점검이 실시되었음을 확인하는 내용.

* 의약품 등의 안전에 관한 규칙 [별표4] 의약품 임상시험 관리기준 제2호(주)목 (2020. 10. 14. 총리령 제1650호)

정규심의

Full board review, Full research ethics board review, Review of convinced meeting

정해진 회의 일정에 따라 해당 규정에서 요구하는 전문 지식을 가진 위원과 취약한 대상자를 대표하는 위원, 기관에 속하지 않은 위원들로 구성되어 회의정족수를 충족하는 임상시험심사위원회의 정규회의에서 수행된 검토.

정신장애자

Mentally disabled person

심신장애자

심신(정신)의 장애로 사물을 변별할 능력이나 의사를 결정할 능력이 없는 자 또는 그 능력이 미약한 자.

정의

Justice

도덕적으로 옳고 합당한 것에 따라 각 사람을 대우하고, 각 사람에게 마땅히 받아야 할 것을 제공해야 하는 윤리적 의무. 인간대상자를 대상으로 하는 연구윤리에서 원칙은 주로 연구 참여의 부담과 이익의 공평한 분배를 요구하는 분배적 정의를 의미.

* Global Health Network

정족수

Quorum

합의체가 의사(議事)를 진행시키거나 의결을 하는 데 필요한 최소한도의 인원수.

정지 규칙

Stopping rules

사전에 결정된 임상시험(연구)에 대한 통계적으로 중요한 종료점 및 안전성 고려사항에 일단 도달하면 시험(연구)을 종료해야 하는 규칙.

정지 및 재개 금지

Cease and desist

법률적 개념으로 어떤 행위를 중단할 것을 요구하는 것.

정직

Honesty

정직하고 사기와 속임수가 없는 것.

제삼자

Third-party

두 주요 당사자 간의 거래/계약에 직접적으로 관련되지는 않지만 이와 관련하여 다양한 이해관계(재무적, 법적 등)가 있을 수 있는 개인 또는 단체(조직, 정부 기관, 공공기관, 회사 등)의 거래/계약.

제외기준

Exclusion criteria

이미 포함된 사람 중에 세부적으로 보아 제외시켜야 할 기준. 예를 들면, 특정 진단명을 만족시키는 사람은 모두 포함시키되, 특정 조건(예: 신장기능에 장애가 있는 경우 등)을 가진 사람은 여기에서 다시 제외시킨다는 의미. 선정기준 안에 포함기준과 제외기준이 있음.

제출물

Submission

IRB 사무국에 제출된 정보 패키지. 제출에는 프로토콜이 있는 IRB 신청서, 수정, 계속 검토, 종료 또는 보고 가능한 새로운 정보(RNI)가 포함될 수 있음.

* Princeton Uni.

조건부 승인

Qualified permission

시정승인

제출된 연구계획서 또는 동의서 등에서 일부의 수정을 요구하는 경우로, 수정 요청 사항이 연구의 수행 또는 연구대상자 보호에 직접적인 영향을 미치지 않는 경우.

조정위원회

Coordinating committee, Steering committee

다기관임상시험의 수행을 조정하기 위하여 의뢰자가 조직하는 위원회.

* 의약품 등의 안전에 관한 규칙 [별표4] 의약품 임상시험 관리기준 제2호(서)목 (2020. 10. 14. 총리령 제1650호)

* 의료기기법 시행규칙 [별표3] 의료기기 임상시험 관리기준 제2호(서)목(2022. 2. 18. 총리령 제1786호)

조직공학제제

Tissue engineering product

조직의 재생, 복원 또는 대체 등을 목적으로 사람 또는 동물의 살아 있는 세포나 조직에 공학기술을 적용하여 제조한 의약품.

* 첨단재생의료 및 첨단바이오의약품 안전 및 지원에 관한 법률 제2조제5호(다)목 (2020. 8. 1. 법률 제17472호)

종단연구

Longitudinal study

계통적 연구

같은 집단 또는 개인을 연구대상으로 하여 그 대상의 특성을 일정기간 반복적으로 관찰하고 조사하는 연구방법. 특히 성장과 발달에 관한 연구를 할 때 이 방법을 많이 사용함.

종료점

Endpoint

종점

- 미리 결정된 목표나 목표에 도달한 시험 또는 다른 유형 연구의 지점.
- 임상시험에서 연구 목적을 달성하였는지 여부에 대해 최종적으로 확인하고자 하는 내용.

종속 변수

Dependent variables

- 실험에서 측정된 결과. 종속 변수는 독립 변수에 따라 변화됨.

줄기세포

Stem cells

줄기세포주

- 세포 분열을 통해 오랜 기간 동안 자신을 재생하는 비특화 세포로, 체내에서 다양한 세포 유형으로 발달할 놀라운 잠재력을 가지고 있음. 일반적으로 이들은 신체의 복구 시스템 역할을 하고 성인의 골수에서 발견되며 탯줄에서 얻을 수 있음. 특정 생리적 · 실험적 조건에서 심장근육의 박동 세포나 췌장의 인슐린 생산 세포와 같은 특별한 기능을 가진 세포로 유도될 수 있음.

* Global Health Network

중간 임상시험 결과보고서

Interim clinical study report, Interim clinical trial report

중간보고서

| 임상시험 도중에 실시한 분석에 따라 중간 결과를 보고하는 문서.

* 의약품 등의 안전에 관한 규칙 [별표4] 의약품 임상시험 관리기준 제2호(아)목 (2020. 10. 14. 총리령 제1650호)

* 의료기기법 시행규칙 [별표3] 의료기기 임상시험 관리기준 제2호(아)목(2022. 2. 18. 총리령 제1786호)

중개연구

Translational research

| 인간 중개연구는 인간의 초기 개념 증명, RCT를 통한 증거 개발, 증거 기반 의학을 연구의 전달, 보급 및 확산을 통해 지역 사회 관행으로 옮기고, 과학적 발견의 지역 사회 결과 평가에 이르기까지 다양함.

| 기초과학의 연구결과를 임상과학에서 실제 사용될 수 있는 단계까지 연계해 주는 연구.

중개인

Intermediary

매개인

| 언어 장벽이 존재하는 경우, 연구팀과 참가자 간의 효과적인 의사소통을 보장하는 데 필요한 언어 능력을 갖춘 개인.

* Global Health Network

중대한 이상반응

Serious adverse event report (SAER), Serious AE · ADR, Serious AE · ADE

중대한 약물이상반응, 중대한 의료기기이상반응

- 의약품의 임의 용량에서 발생한 이상반응 또는 이상약물반응 중에서 사망하거나 생명에 대한 위험이 발생한 경우, 입원할 필요가 있거나 입원 기간을 연장할 필요가 있는 경우, 영구적이거나 중대한 장애 및 기능 저하를 가져온 경우, 태아에게 기형 또는 이상이 발생한 경우, 이외에 약물 의존성이나 남용의 발생 또는 혈액질환 등 그 밖에 의학적으로 중요한 상황이 발생하는 사례 중 어느 하나에 해당하는 경우를 말함.
- 임상시험에 사용되는 의료기기로 인하여 발생한 이상사례 또는 의료기기이상반응 중에서 사망하거나 생명에 대한 위험이 발생한 경우, 입원할 필요가 있거나 입원 기간을 연장할 필요가 있는 경우, 영구적이거나 중대한 장애 및 기능 저하를 가져온 경우, 태아에게 기형 또는 이상이 발생한 경우 중 어느 하나에 해당하는 경우를 말함.

* 의약품 등의 안전에 관한 규칙 [별표4] 의약품 임상시험 관리기준 제2호(하)목 (2020. 10. 14. 총리령 제1650호)

* 의료기기법 시행규칙 [별표3] 의료기기 임상시험 관리기준 제2호(하)목(2022. 2. 18. 총리령 제1786호)

중대한 이상약물반응

Serious adverse drug reaction

임상시험용 의약품의 임의 용량에서 발생한 이상반응 또는 이상약물반응 중에서 다음의 어느 하나에 해당하는 경우. 1) 사망하거나 생명에 대한 위험이 발생한 경우, 2) 입원할 필요가 있거나 입원 기간을 연장할 필요가 있는 경우, 3) 영구적이거나 중대한 장애 및 기능 저하를 가져온 경우, 4) 태아에게 기형 또는 이상이 발생한 경우.

중등도위험

Moderate risk

연구의 위험이 최소한의 위험보다는 크지만 보다 고위험 연구는 아닌 경우. 연구의 위험을 최소화하고, 이상반응을 신속히 발견하기 위한 적절한 감시 및 보호가 필요한 연구.

증례 보고

Case report, Case series

특정 질환에 대한 새로운 검사법이나 치료법의 사례 또는 희귀 질환에 대하여 보고하거나 발표.

증례 토의

Case discussion

어떤 특정 환자의 치료나 간호에 관한 식견을 학회, 잡지 등에 발표하는 것.

중재

Intervention

개입

사람을 대상으로 물리적인 개입을 하는 연구. 연구대상자를 직접 조작하거나 연구대상자의 환경을 조작하여 자료를 얻은 연구.

중재연구

Interventional study, Experimental study

실험적 연구

중재에 기반한 역학 연구, 실험적 연구와 동의어. 이러한 연구는 연구 프로토콜에 따라 모집단의 피험자에게 할당된 중재(치료적이라는 의미가 아니라 환경을 변화시킨다는 의미)의 효과를 테스트함.

중지 명령

Proscription

승인된 연구의 중지 또는 보류

다음과 같은 경우 연구활동의 전체나 특정 부분에 대한 중지를 결정하는 것으로, 1) 생명윤리법, 의약품임상시험관리기준 등 관련 규정을 심각하게 또는 반복적으로 준수하지 않은 경우, 2) 연구가 승인된 바와 같이 시행되지 않는 경우, 3) 연구가 위원회가 요구한 바와 같이 시행되지 않는 경우, 4) 연구가 연구대상자들에게 심각한 해를 끼치는 경우, 5) 연구가 장래 환자들의 안전과 복지에 위협이 되는 경우, 6) 연구가 다른 사람들의 안전과 복지에 위협이 될 수 있는 경우, 7) 연구가 사회적으로 심각한 윤리 및 안전의 문제를 야기한 경우.

증례기록서

Case report form (CRF)

각각의 시험대상자별로 임상시험 계획서에서 요구한 정보를 기록하여 임상시험의뢰자에게 전달할 목적으로 인쇄하거나 전자문서화한 문서.

개개 피험자별로 임상시험 계획서에서 요구한 정보를 기록하여 임상시험의뢰자(이하 '의뢰자')에게 전달할 목적으로 인쇄하거나 전자문서화한 문서.

* 의약품 등의 안전에 관한 규칙 [별표4] 의약품 임상시험 관리기준 제2호(바)목 (2020. 10. 14. 총리령 제1650호)

* 의료기기법 시행규칙 [별표3] 의료기기 임상시험 관리기준 제2호(바)목(2022. 2. 18. 총리령 제1786호)

증명

Certification

- 어떤 행위를 통해 어떤 결과를 얻었다는 것을 증명하는 문서로 민간 단체에서 발행.
- 평가대상이 일정한 기준 또는 규정 등에 적합한지 평가하는 절차 또는 모든 제도.

* 참조: 행정상의 허가나 면허 또는 그것을 증명하는 문서인 면허(license)와는 차이가 있음.

지속심의

Continuing review

- IRB가 정기적으로 연구 수행을 검토하는 메커니즘. IRB는 승인된 연구에 대해 최소 1년에 한 번 지속적인 검토를 수행해야 함. IRB 신청서 승인 갱신을 위해 전자 계속 검토 양식이 사용됨. 계속 검토는 면제 상태가 주어진 연구대상자 연구 프로토콜에는 적용되지 않음. 계속 검토에는 수정 사항이 포함되지 않음. 수정이 필요한 경우 Continuing review와 별도로 제출해야 함.

* Princeton Uni.

지역사회

Community

공동체

- 일정한 지리적 구역을 전제 조건으로 일정한 지역에 사는 사람들의 집합체.
- 내부적인 사회적 관계, 연대감을 가지고 있으면서 다른 지역과 구분되는 지리적 영역을 구성하는 하나의 사회.
- 공동체는 공동의 관심과 이해관계를 전제조건으로 기능적 기준에 의해 형성되며, 그 구성원이 공동의 이익을 추구하고 이해관계를 같이 하는 개인이나 집단 조직체.

지역사회 참여

Community engagement

- 연구 프로젝트와 관련하여 연구원(또는 연구 팀)과 커뮤니티 간의 상호작용을 설정하는 프로세스. 커뮤니티 맥락과 연구의 성격에 따라 협업의 정도는 다를 수 있지만 연구자와 커뮤니티 간의 협업 관계를 형성하려는 의도를 나타냄.

* Government of Canada TCPS 2

지역사회기반연구

Community-based research, Participatory research

집단 대상 연구

- 개인뿐만 아니라 커뮤니티 자체에 초점을 맞춘 커뮤니티 사이트에서 수행된 연구. 커뮤니티 기반 연구는 커뮤니티에서 독립적으로 또는 연구원과 협력하여 시작할 수 있음.
- 특정 집단에 대한 문제(또는 관심분야)를 다루는 연구로 참여연구(participatory research)라고도 함. 해당 집단 내에서 연구가 진행됨.

* Government of Canada TCPS 2

지적재산권

Intellectual property

- 상표, 특허, 저작권, 산업 디자인 또는 통합 지형을 통해 보호될 수 있는 창의적인 노력의 한 형태. 특허 시스템은 연구의 지적 제품에 사용할 수 있는 유일한 보호 기능을 제공함.

지침

Directive

지시

- 방침의 설정 또는 특정한 행동을 지시하는 것으로, 일정한 목적을 달성하기 위한 강제성이 있는 방법.

직무수행기준

Standard of professional practice

각 직무를 수행하고 비교 평가하기 위해 미리 설정된 기준.

진단키트

Diagnostics, Diagnostic products

질병이나 의학적 상태를 진단하는 데 사용되는 검사, 약물, 의료기기 또는 키트.

질 평가

Quality assessment

임상시험 관련 업무에 대한 질(quality)을 평가하는 것.

질 향상

Quality improvement

임상시험 관련 업무에 대한 질(quality)을 향상시킬 수 있는 활동의 일부.

질의

Query

임상시험 과정에서 수집된 자료의 명확성에 대한 요구. 의뢰자 또는 의뢰자 측 관계자가 연구자에게 자료를 검토하면서 발생한 오류 또는 비일관된 부분에 대한 해결해 줄 것을 요청하는 것.

질적연구

Qualitative research

사람들이 세상에 대해 어떻게 생각하고 세상에서 어떻게 행동하는지 이해하는 것을 목표로 하는 접근 방식. 이 접근 방식은 연구자가 담론, 행동 및 문서를 기반으로 현상을 이해하고 개인이 자신이 말하고 행동하는 것과 마주치는 세상의 다른 측면(다른 사람 포함)을 해석하고 의미를 부여하는 방법과 이유를 이해하도록 요구함.

집단 컨설트

Community consultation

| 연구 설계와 수행과정에서 특정 집단의 실질적인 대표자들(또는 특정 집단 전체)에게 컨설트를 하는 과정.

집행

Enforcement

시행

| 식품 · 의약품법 및 관련 규정 준수를 유도, 장려 또는 강제하기 위해 취할 수 있는 조치.

참관인

Impartial witness

임상시험 대상자 또는 대상자의 법정 대리인이 글을 읽을 수 없는 경우, 동의 절차에 참여하여 동의 문서를 읽어주는 임상시험과 무관한 사람. 임상시험에 관련된 사람들의 부당한 영향을 받지 않는 사람이어야 함. 이전에는 '공정한 입회자'라고 함.

참여관찰연구

Participant observational research

정상적인 활동에 참여하는 사람들이 어떤 식으로든 활동에 참여하는 연구자에 의해 그들의 지식 여부에 관계없이 관찰되는 자연 환경에서 인간의 행동이나 행동에 대한 연구.

* Government of Canada TCPS 2

참여연구

Participatory research

연구대상자의 적극적인 참여를 포함하는 연구. 참여연구는 일반적으로 연구 프로세스에 관련된 사람들이 협력하여 연구 프로젝트를 정의하고, 데이터를 수집 및 분석하고, 최종 제품을 생성하고 결과에 따라 행동하는 행동 지향적인 연구임.

* Government of Canada TCPS 2

책무

Accountability

설명의 책임

책임이 부여된 활동의 결정에 대하여 주로 기록을 통해 답변하고 설명하고 정당화할 수 있는 능력. 오늘날 기록에 의한 설명 책임은 공적 영역의 기록 관리 행정의 중심 목적으로 간주되었음. 설명 책임이란 기록에 의해 제3자에게 또는 법령에서 지정한 기관에게 업무 또는 행정 수행의 전말을 설명할 수 있어야 한다는 원칙.

천장효과

Ceiling effect

최고효과

약물의 최적의 잠재적 효과. 치료 한계에 도달해서 용량을 증가시키면 부작용이 생길 수 있지만 더 이상의 유익한 효과는 없음.

첨단바이오융복합제제

Advanced biological combination products

치료제, 유전자치료제, 조직공학제제와 「의료기기법」 제2조제1항에 따른 의료기기가 물리적 · 화학적으로 결합(융합, 복합, 조합 등을 포함)하여 이루어진 의약품. 다만 주된 기능이 의료기기에 해당하는 경우는 제외.

* 첨단재생의료 및 첨단바이오의약품 안전 및 지원에 관한 법률 제2조제5호(라)목 (2020. 8. 1. 법률 제17472호)

첨단바이오의약품

Advanced biopharmaceutical

「약사법」 제2조제4호에 따른 의약품으로서 다음 각 목의 어느 하나에 해당하는 것으로 세포치료제, 유전자치료제, 조직공학제제, 첨단바이오융복합제제, 그 밖에 세포나 조직 또는 유전물질 등을 함유하는 의약품으로서 총리령으로 정하는 의약품.

* 첨단재생의료 및 첨단바이오의약품 안전 및 지원에 관한 법률 제2조제5호(2020. 8. 1. 법률 제17472호)

첨단재생의료

Advanced regenerative medicine

사람의 신체 구조 또는 기능을 재생, 회복 또는 형성하거나 질병을 치료 또는 예방하기 위하여 인체세포 등을 이용하여 실시하는 세포치료, 유전자치료, 조직공학치료 등 대통령령으로 정하는 것. 다만 세포, 조직을 생물학적 특성이 유지되는 범위에서 단순분리, 세척, 냉동, 해동 등의 최소한의 조작을 통하여 시술하는 것으로써, 대통령령으로 정하는 것은 제외.

* 첨단재생의료 및 첨단바이오의약품 안전 및 지원에 관한 법률 제2조제1호(2020. 8. 1. 법률 제17472호)

첨단재생의료 임상연구

Clinical study for advanced regenerative medicine

환자의 삶의 질 향상 및 질병 치료 기회 확대를 목적으로 사람을 대상으로 첨단재생의료에 관하여 실시하는 연구로, 사람의 생명 및 건강에 미치는 영향이 불확실하거나 그 위험도가 큰 임상연구, 사람의 생명 및 건강에 부정적인 영향을 미칠 우려가 있어 상당한 주의를 요하는 임상연구, 사람의 생명 및 건강에 미치는 영향이 잘 알려져 있고 그 위험도가 미미한 임상연구로 구분되는 연구.

* 첨단재생의료 및 첨단바이오의약품 안전 및 지원에 관한 법률 제2조제3호(2020. 8. 1. 법률 제17472호)

체계적인

Systematic

시스템, 방법 또는 계획을 갖거나 포함하는 것.

체세포

Somatic cell

배우자(난자 또는 정자)를 제외한 모든 체세포. 때때로 '성인' 세포라고도 함.

* Government of Canada TCPS 2

체세포복제배아(體細胞複製胚芽)

Somatic-cell cloning embryo

체세포핵이식행위에 의하여 생성된 세포군.

* 생명윤리 및 안전에 관한 법률 제2조제8호(2020. 12. 29. 법률 제17783호)

체세포핵이식행위

Somatic-cell nuclear transplantation

핵이 제거된 인간의 난자에 인간의 체세포 핵을 이식하는 것.

* 생명윤리 및 안전에 관한 법률 제2조제6호(2020. 12. 29. 법률 제17783호)

체외수정

In vitro fertilization

시험관 수정

불임 부부의 임신을 돕는 절차. 여성에게서 난자를 제거하고 실험실에서 남성의 정자와 수정함. 수정된 난자는 임신을 시도하기 위해 여성의 자궁으로 옮겨지거나 나중에 사용하기 위해 냉동될 수 있음.

체외진단의료기기

In-vitro diagnostics (IVD)

사람이나 동물로부터 유래하는 검체를 체외에서 검사하기 위하여 단독 또는 조합하여 사용되는 시약, 대조 및 보정 물질, 기구, 기계, 장치, 소프트웨어 등 「의료기기법」 제2조제1항에 따른 의료기기. 생리학적 또는 병리학적 상태를 진단할 목적으로 사용되는 제품, 질병의 소인(素因)을 판단하거나 질병의 예후를 관찰하기 위한 목적으로 사용되는 제품, 선천적인 장애에 대한 정보 제공을 목적으로 사용되는 제품, 혈액, 조직 등을 다른 사람에게 수혈하거나 이식하고자 할 때 안전성 및 적합성 판단에 필요한 정보 제공을 목적으로 사용되는 제품, 치료 반응 및 치료 결과를 예측하기 위한 목적으로 사용되는 제품, 치료 방법을 결정하거나 치료 효과 또는 부작용을 모니터링하기 위한 목적으로 사용되는 제품 중 하나에 해당하는 제품이 있음.

* 체외진단의료기기법 제2조제1호(2019. 4. 30. 법률 제16433호)

초기 승인

Initial approval

IRB에 제출된 연구에 대한 최초 승인. 초기 승인 이후에는 지속심의를 받고 연구를 진행하게 됨.

최대내약용량

Maximum tolerated dose

독성 없이 원하는 효과를 생산하는 방사선이나 약물 치료의 최고 용량.

최대효과

Efficacy

일단 약이 체내에 들어간 경우에 얻을 수 있는 최대효과(maximal achievable effect)를 의미함. 최대효과이므로 연속형 변수로 표현되는 경우가 많음.

최소 위험

Minimal risk

일상생활 또는 통상적인 신체검사나 심리검사를 하는 동안 보통 맞닥뜨리는 손상이나 불편의 위험.

* Department of Health and Human Services. 45 CFR 46

최소 위험 연구

Minimal risk research

연구에 따르는 위험이 최소 위험인 연구.

최소 위험에 준한 위험

Minor increase over minimal risk

최소보다 약간 더 큰 위험이나 연구대상자의 건강이나 복지에 주요한 위협이 되지 않는 위험.

추적관찰

Follow-up

특정한 조사 대상에 대하여 일정 기간 동안에 대상자에 대한 시간의 경과에 따른 변화를 알아보기 위하여 관찰하는 행위.

출판 편향

Publication bias

출판 편향을 '연구 결과의 방향이나 강점에 기초하여' 연구 결과를 출판하지 않는 것으로 정의. 이 미공개는 주어진 영역에서 증거를 정확하게 합성하고 설명하는 능력에 영향을 미치는 편향을 도입함. 출판 편향은 보고 편향의 한 유형이며 배포 편향과 밀접한 관련이 있지만, 배포 편향은 일반적으로 저널 출판물뿐만 아니라 모든 형태의 결과 배포에 적용됨. 다양한 별개의 편향이 출판 편향의 전반적인 정의로 분류되는 경우가 많음.

충분한 정보에 의한 동의

Informed consent (IC)

동의

연구대상자가 임상시험 참여유무를 결정하기 전에 피험자를 위한 설명서를 통해 해당 임상시험과 관련된 모든 정보를 제공받고, 서명과 서명 날짜가 포함된 문서를 통해 본인이 자발적으로 임상시험에 참여함을 확인하는 절차.

충분한 정보에 의한 동의(계속)

대상자가 충분한 정보를 제공받고 그 내용을 분명히 숙지한 후 전적으로 자발적인 의사에 의해 동의 의사를 표명하는 것.

* 의약품 임상시험 관리기준
* 벨몬트 보고서

충분한 정보에 의한 동의의 문서화

Documentation of informed consent

동의 과정 중 동의서에 사인을 획득하는 과정. 서명을 할 수 있는 사람은 동의 능력이 있는 성인, 미성년자 또는 의사결정 무능력자를 대신할 수 있는 부모, 대리인, 법적/윤리적 대리인.

취약성

Vulnerability

특정 연구 프로젝트의 맥락에서 자신의 이익을 완전히 보호하는 능력 감소. 이는 의사결정 능력이 제한되거나 권리, 기회 및 권력과 같은 사회적 재화에 대한 제한된 접근으로 인해 발생할 수 있음. 개인이나 그룹은 상황에 따라 다양한 정도와 시기에 취약성을 경험할 수 있음.

* Government of Canada TCPS 2

취약한 환경에 있는 시험대상자

Vulnerable subjects

취약한 환경에 있는 피험자

임상시험 참여와 관련한 이익에 대한 기대 또는 참여를 거부하는 경우, 조직 위계상 상급자로부터 받게 될 불이익에 대한 우려가 자발적인 참여 결정에 영향을 줄 가능성이 있는 대상자(의과대학 · 한의과대학 · 약학대학 · 치과대학 · 간호대학의 학생, 의료기관 · 연구소의 근무자, 제약회사의 직원, 군인 등), 불치병에 걸린 사람, 집단시설(아동복지시설, 장애인 거주시설, 정신건강증진시설, 노인복지시설, 모자가족 · 부자가족복지시설, 일반 지원시설 및 청소년 지원시설, 성폭력피해자보호시설, 가정폭력피해자 보호시설, 갱생보호사업시설, 교정시설 소년원 및 소년분류심사원, 출입국관리법에 따른 보호시설)에 수용되어 있는 사람, 실업자, 빈곤자, 응급상황에 처한 환자, 소수 인종, 부랑인, 노숙자, 난민, 미성년자 및 자유의사에 따른 동의를 할 수 없는 대상자.

* 의약품 등의 안전에 관한 규칙 [별표4] 의약품 임상시험 관리기준 제2호(더)목(2020. 10. 14. 총리령 제1650호)

* 의료기기법 시행규칙 [별표3] 의료기기 임상시험 관리기준 제2호(더)목(2022. 2. 18. 총리령 제1786호)

층화

Stratification

연구에 앞서 변수(요인)에 따라 미리 집단을 구분하는 것.

치료 의도

Therapeutic intent

| 대상자의 상태를 개선하는 데 일부 이점을 제공하려는 연구자의 의도(예: 치료 또는 극적인 개선이 반드시 영향을 미칠 수는 없지만, 삶의 연장, 종양의 축소 또는 삶의 질 향상). 이 용어는 때때로 1상과 연관됨. 잠재적 독성 약물이 환자의 상태를 어느 정도 개선하고 약물의 안전성과 약리학을 평가하기 위해 개인에게 투여되는 약물 연구.

치료와의 혼동

Therapeutic misconception

치료적 오해

| 참가자의 임상시험 목적, 이점 및/또는 위험에 대한 오해. 종종 참가자들은 연구가 주로 지식을 생산하는 것을 목표로 하고 그들에게 어떤 치료적 이점도 제공하지 않을 수 있다는 것을 이해하지 못함.

| 임상시험에서 종종 발견되는 연구대상자의 치료와 혼동되기 쉬움.

* Government of Canada TCPS 2

치료의향에 따른 분석

Intention-to-treat (ITT), Intention-to-treat analysis (ITT)

치료의향분석

연구대상자의 치료순응도 또는 실제로 수령한 치료, 혹은 치료 도중 탈퇴 여부 및 프로토콜 위배와 상관없이 무작위로 배정된 집단에 있는 모든 연구대상자를 데이터 분석에 포함시키는 것. 각 치료집단은 그 집단에 배정된 모든 연구대상자를 분석에 사용하므로 무작위화의 혜택을 보존한 상태에서 치료 효율성을 측정함.

치료적 연구

Therapeutic research

비치료적 연구(non-therapeutic study)의 반대 의미로 사용되는 용어로, 비치료적 연구는 대상자에게 직접적인 이득이 기대되지 않는 연구를 의미함. 치료적 연구는 환자가 연구에 참여함으로 인해 치료의 기회를 얻을 수 있는 직접적 이익이 존재하는 연구라고 할 수 있음.

침습적 처치

Invasive procedure

바늘과 주사기를 사용하여 혈액 시료를 채취하는 경우처럼 인간의 신체 내부로 침입시키는 방법을 써서 생물학적 시료를 채취하는 등의 행위.

컨설팅

Consulting

| 특정 전문 분야 내에서 전문 지식 및/또는 조언(컨설턴트로서)을 제공하는 관행. 컨설턴트는 자문 자격으로만 일하며 일반적으로 컨설팅 활동의 결과에 대한 책임을 지지 않음.

코호트

Cohort

| 공통된 특성(역학 및 통계 용어)을 가진 개인의 그룹. 예를 들어, 그룹은 모두 특정 연도에 태어났고 질병과 다른 요인(예: 연령 및 질병 발병 시간), 흡연자와 같은 생활 방식 특성을 공유할 수 있음. 따라서 코호트 연구는 종종 특정 기간에 걸쳐 공통 특성을 가진 그룹을 관찰하여 특성의 역학적 영향을 관찰할 수 있음.

| 동일한 특색이나 행동 양식을 공유하는 집단.

* Global Health Network

코호트 연구

Cohort study

- 한 그룹의 사람들, 즉 '코호트'를 시간 경과에 따라 유사한 특성을 갖지만 중요한 차이가 있는 다른 그룹과 비교하는 종단적 전향적 관찰 연구. 예를 들어, 오염 공장 근처에 살고 그 공기를 들이마시는 집단은 공장에서 훨씬 더 멀리 사는 집단과 비교될 수 있으며 연구는 폐활량 또는 천식 비율에서 상당한 차이를 보여줄 수 있음.
- 처음 조건이 주어진 집단(코호트)에 대하여 이후의 경과와 결과를 알기 위해 추척 조사하는 방법.

* Global Health Network

타당성

Validity

| 과학적 연구 설계 및 실험에서 타당성은 연구가 답하고자 하는 질문에 과학적으로 답할 수 있는지 여부를 나타냄.

* Global Health Network

타당성 검증

Validation

| 특정 용도에 대한 요구 사항이 충족되었다는 객관적인 증거의 제공 및 검사에 의한 확인을 의미.

태아

Fetus

| 수정 또는 생성 후 57일째부터 발달이 중단된 기간을 제외하고 출생 시 종료되는 발달 기간 동안의 인간 유기체.

* Government of Canada TCPS 2

터스키기 실험

Tuskegee experiments, Tuskegee syphilis study

터스키기 매독 실험

가난한 흑인을 대상으로 시행한 매독 감염 환자에 대한 관찰 실험. 이후 매독 치료제인 페니실린이 개발되었으나, 연구대상자에게 알리지 않고 매독균 감염자들이 죽음에 이르는 과정을 지켜봐야 한다는 종래의 실험 목적을 달성하기 위해 실험을 40년이나 계속했음.

통계적 유의성

Statistical significance

귀무가설이 참이라는 가정에서 데이터의 특정 분포를 얻을 확률의 결정. 또는 더 간단히 말해서 거짓 긍정 결론에 도달할 확률. 확률이 미리 결정된 값보다 작거나 같으면 귀무가설은 해당 유의 수준에서 기각됨.

통합 규칙

Common rule

1991년 미국보건복지부(DHHS)는 15개 연방행정기관과 함께 인간 대상연구와 관련된 법을 채택하였는데, 이는 벨몬트 보고서에 큰 영향을 받아 제정된 연구 관련 미연방법으로 Common rule이라고 함. 2020년 1월 20일부터는 개정된 Common rule이 적용되고 있음.

특별 점검

For cause audit

지적 감사

정기점검과 다르게 관련 법규, 기관의 정책, IRB 결정사항에 대한 연구자의 불이행 등으로 대상자의 안전이 보호받지 못함을 보고 받은 경우, 이를 확인하기 위해 수행하게 되는 점검의 일종.

특허

Patent

정부가 발명가(또는 그의 양수인)에게 부여한 독점권은 그의 발명(제품, 프로세스 또는 디자인)을 특정 기간(일반적으로 20년) 동안 공개하는 대가로 사용할 수 있음.

편향

Bias

연구방법의 한계 때문에 연구자의 전제(예: 정치적 · 도덕적 신념)에 의해서 왜곡되었다고 주장되는 문제점.

평가 임상연구

Evaluative clinical research

임상연구의 질(quality)을 결정하고 연구 결과 신뢰도를 높이기 위한 수단으로 연구 절차나 관련 자료를 검토하고 평가하는 절차.

포함기준

Inclusion criteria

임상시험 계획서 내에는 선정기준(selection criteria)이 있고, 선정기준 내에 포함기준(inclusion criteria)이 있음. 포함기준은 크게 보아 포함시키는 기준을 말함. 나이기준은 논리적으로 보면 포함기준에 넣을 수도 있고 (여집합을 써서) 제외기준으로 할 수도 있지만, 통상 포함기준에 씀.

표본 크기

Sample size

| 표본 크기는 주어진 모집단의 추정치를 계산하는 데 사용되는 관측치의 수.

* Global Health Network

표본선정편파

Selection bias

선택 편의, 선택 편향

| 선택 편향은 과학적 연구에 참여할 개인이나 그룹을 선택하는 데 오류가 있는 통계적 편향임. 선택 효과라고도 함. '선택 편향'이라는 용어는 표본을 수집하는 방법으로 인해 발생하는 통계 분석의 왜곡을 주로 의미함. 선택 편향이 고려되지 않으면 도출된 특정 결론이 틀릴 수 있음.

* Global Health Network

표본추출 오류

Sampling error

| 모집단으로부터 시료를 채취할 때에 생기는 오차.

표적집단토의

Focus group discussion (FGD), Focus group interview (FGI)

표적집단면담

약 6~12명의 그룹 토론으로, 그룹 구성원이 특정 주제에 대해 자유롭고 자발적으로 이야기함. 이 질적 연구 방법론을 사용하는 목적은 그룹의 개념, 인식 및 아이디어에 대한 심층 정보를 얻는 것임.

* Global Health Network

표준작업지침서

Standard operating procedure (SOP)

표준운영지침서, 표준작업절차서

특정 업무를 표준화된 방법에 따라 일관되게 실시할 목적으로 해당 절차 및 수행방법 등을 상세하게 적은 문서.

* 의약품 등의 안전에 관한 규칙 [별표4] 의약품 임상시험 관리기준 제2호(허)목(2020. 10. 14. 총리령 제1650호)

* 의료기기법 시행규칙 [별표3] 의료기기 임상시험 관리기준 제2호(허)목(2022. 2. 18. 총리령 제1786호)

표준치료

Standard treatment

현재 FDA나 보건당국의 승인하에 특정 질병의 치료에 효과가 있는 것으로 인정받고 보편적으로 널리 사용되고 있는 치료방법.

표지 연구대상자

Index subject

(1차 피험자와) 연관된 사람을 포함하는 연구에서 1차 피험자를 칭함.

학문의 자유

Academic freedom

종교적 · 정치적 · 제도적 제한 없이 연구를 수행하고 아이디어나 사실을 전파할 수 있는 교수진과 학생의 집단적 자유. 관습적 사고에 도전할 수 있는 자유; 기관, 그 관리 또는 일하는 시스템에 대한 의견을 표현할 자유 그리고 제도적 검열로부터의 자유 등이 포함됨.

* Government of Canada TCPS 2

학생 대상 조사

Study measurement

설문조사, 설문지, 인터뷰 가이드, 심리 검사와 같이 피험자로부터 정보를 얻는 데 사용되는 측정.

* Princeton Uni.

한계점 기준

Threshold criteria

역치 기준

임상연구의 가설을 검증함에 있어서 기준으로 설정한 수치.

항소/항고

Appeal

IRB가 재검토 후 임상연구의 승인을 반려한 경우, 연구자가 IRB 결정에 대한 재고를 요청하는 것.

항소절차

Appeal mechanism

IRB 결정에 대한 연구자의 항소를 신속하게 처리하기 위해 기관에서 설정한 절차.

해

Harm

해악

대상자에게 신체적 손상 혹은 정신적 · 사회적으로 부정적인 영향이나 손해를 끼치는 것.

핵심 원칙

Core principles

| 인간 존엄성에 대한 존중의 가장 중요한 가치를 함께 표현하는 정책의 세 가지 핵심 원칙: 인간 존중; 복지에 대한 관심; 그리고 정의.

* Government of Canada TCPS 2

행위능력

Legal capacity

법적 능력

| 사법상 확정적으로 유효한 법률행위를 단독으로 행할 수 있는 능력.

행위능력자

Capable person

| 확정적이고 유효한 법률행위를 할 수 있는 자.

행정 간사

Administrative staff, Administrator

IRB 모임 전 연구계획서 준비 및 배포, 회의록 작성 및 전달, 연구 관련 당사자들에게 관련 정보제공 등 IRB와 관련된 행정업무를 담당하는 전문가.

행정적 변경

Administrative changes

계획서의 사소한 변경(모니터 요원의 변경, 시험담당자의 변경, 응급 연락 전화번호의 변경 등과 같은 행정 절차 관련 사항에 관한 변경).

행정적 승인

Administrative endorsement

행정적 보증

연구계획서의 단순 수정을 요하거나 별첨 자료 첨부 등 행정 확인만으로 승인 가능한 경우.

허가 받지 않는 용도 사용

Off label

허가외 사용, 허가 적응증 외 사용

식약처에서 승인되지 않은 약품의 사용.

헬싱키 선언

Declaration of Helsinki

세계의학협회(WMA)가 1964년 인간을 대상으로 하는 의학연구에서의 윤리원칙을 선언함. 이 선언은 인간과 식별 가능한 인체 물질 또는 식별 가능한 데이터를 사용하여 의학연구에 참여하는 의사 및 기타 사람들에게 지침을 제공하기 위한 윤리원칙으로, 연구윤리에 대한 가장 널리 알려지고 인정되는 지침 문서 중 하나.

현장 실사

Site visit

실사

기관 관계자, 대표자 또는 컨설턴트가 연구 활동 장소를 방문하여 연구대상자 보호의 적절성 또는 연구 인력의 연구 수행 능력을 평가.

현장연구

Action research

연구원들이 사람들을 대상으로 실험을 수행하기보다 사람들과 함께 그리고 사람들을 위해 일하는 연구 형태. 현장연구의 초점은 연구 결과를 사용할 사람들이 식별한 문제에 대한 해결책을 마련하는 것.

협약

Agreement

계약약정서

계약 체결을 약속한 사실을 기록해놓은 서식.

호손 효과

Hawthorne effect

특정 변경 사항이 아니라 변경 사항이 있다는 사실만으로 발생한 사기 증가로 인한 성능 향상. 효과가 처음 발견된 미시간 주 호손(Hawthorn)에 있는 제너럴 일렉트릭 공장의 이름을 따서 명명되었음. 호손 효과의 가능성은 실험 설계를 복잡하게 만듦.

화학요법

Chemotherapy

항암화학요법

약물을 사용하여 세포를 죽이거나 분열을 막음으로써 암세포의 성장을 멈추는 치료. 화학요법은 치료할 암의 유형과 병기에 따라 경구, 주사, 주입 또는 피부에 시행할 수 있음.

확증 편향

Confirmation bias

자신의 기존 신념과 일치하는 정보를 찾거나 해석하여 정보를 처리하는 경향. 의사결정에 대한 이러한 편향된 접근 방식은 대부분 의도하지 않은 것이며 종종 일관성 없는 정보를 무시하는 결과를 낳음. 기존 신념에는 주어진 상황에 대한 기대와 특정 결과에 대한 예측이 포함될 수 있음. 사람들은 문제가 매우 중요하거나 관련이 있을 때 자신의 신념을 뒷받침하기 위해 정보를 처리할 가능성이 특히 높음.

확증시험

Confirmatory trial

확인 시험

새로운 치료법이 초기 임상시험에서 환자에게 도움이 될 수 있음이 밝혀진 후 얼마나 효과가 있는지 확인하는 연구. 암과 같은 심각하거나 생명을 위협하는 질병을 치료하기 위해 미국식품의약국(FDA)에서 신속 승인을 받은 신약은 확증 임상시험을 거쳐야 함. 무작위 연구에서 더 많은 사람들에게 시험했을 때 실제로 작동하는지 확인하기 위해 수행됨. FDA는 확증적 임상시험에서 그 약이 환자에게 유익하지 않다고 판명되면 해당 약을 시장에서 제거할 수 있음.

환급

Reimbursement

연구에 참여한 대상자의 연구 참여와 관련하여 사용한 비용(교통비, 주차비, 식사비용 등에 대한 영수증을 받고)을 돌려주는 것.

* 참조: 사례비(payment)는 연구 참여에 따른 시간과 불편으로 인해 직접적 또는 간접적인 금전적 불이익을 받지 않도록 임상시험에 참여한 대상자에게 지급하는 것으로, 의미상 환급과 약간의 차이가 있음.

환자 순응도

Patient compliance

- 연구대상자가 연구계획서에 따른 일련의 절차를 빠짐없이 잘 준수하는지 정도.

환자대조군 연구

Case-control study

- 후향적 조사, 기왕조사 등 질병발생과 위험요인의 상호 관련성을 odds ratio로 계산하는 것. 즉 질병이 발생한 집단과 아닌 집단의 노출 차이만을 확인할 수 있음.
- 단면 연구는 관련성만 알 수 있고, 인과규명이 되지 않음. 이에 반해, 전향적 코호트 연구는 원인에 대한 조사 선행, 노출에 대한 질병의 차이를 확인, 원인과 결과의 선후 관계를 확인할 수 있음.

환자분류

Triage

- 치료 또는 치료를 위해 가장 우선순위가 높은 사람 또는 자원이 제한적일 때 혜택을 받을 가능성이 더 높은 사람을 선택하는 과정.

* Global Health Network

회상 편향

Recall bias

특정 질병을 가진 사람이 특정 상황을 더 잘 기억하며 생기는 편향. 예를 들면, 임신 중 감기약 복용여부와 심장기형과의 관련성을 비교하는 연구에서 기형아를 출산한 엄마들이 정상아를 출산한 엄마들보다 감기약을 복용했던 일을 더 잘 기억하고 응답할 경우, 비교위험도가 커질 수 있음.

효능 연구

Efficacy study

약물의 효능을 뒷받침할 수 있는 약리작용에 관한 시험으로써 효과발현의 작용기전을 포함. 유효성 시험항목 및 방법은 약물에 따라 달라지는데, 예를 들어, 당뇨병치료제라면 혈당이나 인슐린 양 변화 등이 시험항목이 될 수 있음.

후향적 연구

Retrospective study

- 전향적 연구(전향적 연구 참조)와 달리 노출 및 질병 결과에 대한 데이터가 사건 후 일정 시간 후에 수집되는 연구. 또한 연구자가 현재 및 과거 사건을 연구하는 관찰연구 설계를 나타냄.
- 과거의 기록(예: 출생 및 사망 증명서, 의료 기록, 학교 기록 또는 고용 기록)을 검토하거나 인터뷰 또는 설문조사를 통해 과거 사건에 대한 정보를 얻는 조사.

* Global Health Network

후향적 코호트 연구

Retrospective cohort study

- 질병발생의 위험요인을 확인하기 위하여 특정요인에 대한 노출군과 비노출군을 설정한 후 추적관찰을 통해 자료를 수집, 분석하는 관찰연구(과거의 기록을 대상으로 추적 = 후향적).

휴약

Washout

- 신체에서 약물의 성분이 제거될 수 있도록 복용, 투약하고 있던 약을 중단하는 것.

흐름도

Flow chart

필요한 작업과 처리의 순서를 통일된 기호와 도형을 사용하여 도식적으로 표시한 것.

희귀 약물

Orphan drug

난치병 등을 대상으로 하는 의약품은 의료상 필요성이 큼에도 불구하고 시장성이 낮아 연구개발이 충분히 이루어지지 않아서 그 양이 적은 의약품.

찾아보기

B

찾아보기

D

찾아보기

F

찾아보기

O

P

찾아보기

Q

R

T

U

V

찾아보기